Dr. med. Hermann Geesing

Allergie-Stop

Dr. med. Hermann Geesing

Allergie-Stop

So findet Ihr Abwehrsystem die richtigen Antworten auf die Umwelt

Mit Allergie-Such-Diät

HERBIG
Gesundheitsratgeber

5. Auflage Juli 2001

Satz: Filmsatz Schröter GmbH, München
Gesetzt aus: 11/13,5 Punkt Optima auf Linotronic 330
Druck und Binden: Jos. C. Huber KG, Dießen
Printed in Germany
ISBN 3-7766-2095-1

Inhalt

Vorwort

Dieses Buch ist im Jahre 1989 zum erstenmal erschienen. In der Zwischenzeit ist es zu großen Veränderungen gekommen. Nicht nur die Zahl der Menschen, die an einer Allergie erkrankt sind, ist wesentlich größer geworden. Es sind neue, bedeutsame Erkenntnisse über die Ursachen gewonnen worden, zum Beispiel mit der Vier-Faktoren-Therapie in der Schwarzwald Privatklinik Obertal in Baiersbronn. Das ist für mich Grund genug gewesen, dieses Buch gründlich zu überarbeiten und es auf den neuen Stand des Wissens zu bringen. Was die Häufigkeit der Allergien betrifft, sprechen selbst sonst eher zurückhaltende Wissenschaftler von einer »dramatischen Zunahme«. Epidemiologische Untersuchungen haben nämlich ergeben, daß hierzulande allein in den letzten drei Jahrzehnten allergische Erkrankungen bei Erwachsenen von 12 auf 30 Prozent angestiegen sind, bei Kindern sogar bis zu 40 Prozent. Das bedeutet: Bei etwa jedem dritten Deutschen wird im Laufe seines Lebens die Diagnose »Allergie« gestellt werden. Die Zahl derjenigen, bei denen zwar das Immunsystem in gleicher Weise gestört ist, aber nicht als Ursache von Beschwerden erkannt wird, dürfte noch sehr viel höher sein. Sie ist deshalb nicht genau bekannt, weil in leichteren Fällen die Betroffenen deswegen nicht extra zum Arzt gehen, sondern die Symptome mit

Etwa jeder dritte Deutsche leidet unter Allergien

irgendwelchen Hausmitteln kurieren oder ganz einfach abwarten, bis diese wieder vergangen sind. Diese Einstellung ist falsch. Denn unbehandelt können Allergien noch schlimmer werden, wie ich am warnenden Beispiel vom »Etagenwechsel« bei Heuschnupfen noch zeigen werde.

Allergien nehmen nicht nur zu, sie führen auch zu gefährlicheren Krankheitsbildern

Ein weiterer Trend wurde in den vergangenen Jahren zunehmend deutlicher: Allergien nehmen nicht nur erschreckendere Ausmaße an als früher, sie führen auch zu gefährlicheren Krankheitsbildern. Allergien, das waren bis vor kurzem noch Heuschnupfen, Nesselsucht, manche Asthmaform. Jeder Hausarzt kannte einige Familien, die eine gewisse Bereitschaft für die eine oder andere Allergieform besaßen und an ihre Kinder weitergaben. Dieses Leiden spielte in seiner Praxis keine gewichtige Rolle. Man nahm es hin als relativ seltenen Gendefekt und versuchte, die Krankheitssymptome einigermaßen zu lindern.

Heute gibt es kaum ein Leiden, das nicht allergisch bedingt sein könnte. Und wahrscheinlich lebt in unserer Heimat kaum mehr einer, der nicht mit einer, wenn vielleicht auch kaum spürbaren Allergie zu tun hätte.

Auch Kopfschmerzen oder gar Schulprobleme können durch eine Allergie ausgelöst werden

Der große und weitverbreitete Irrtum: Mit dem Begriff Allergie verbinden die meisten Menschen noch immer lediglich zwei Symptome: Schnupfen und Hautausschläge. Wer käme bei einer unerklärlichen Aggression seines Kindes schon auf die Idee, daß dessen Körper möglicherweise eine bestimmte Speise oder einen Nahrungsmittelzusatz nicht verträgt? Wer dächte bei Durchfall, Kopfschmerzen, Nervosität, Schulproblemen oder Kreislaufstörungen an eine Allergie?

Zugegeben: Selbst für uns Ärzte ist es oft nicht einfach, die Zusammenhänge aufzudecken – zumal dann, wenn wir einen Patienten nicht sehr genau kennen und seinen Gesundheitszustand nicht über längere Zeiträume hinweg verfolgen konnten. Ob ein Schnupfen von einer Erkältung herrührt, von großen seelischen Belastungen oder davon, daß er nach Jahren des Zusammenlebens die Haare seiner Katze nicht mehr vertragen kann – das Bild, das der Arzt bei einer gelegentlichen Untersuchung zu sehen bekommt, ist stets dasselbe: Die Nasenschleimhäute sind geschwollen und produzieren zu viel Schleim.

Das ist der erste Grund, warum ich dieses Buch schreibe, das sich, ebenso wie meine früheren Bücher (»Allergie-Stop«, München, 1995, »Heilfasten«, München, 1995, »Enzyme«, München, 1996, »Immun-Training«, München, 1996), an den gesundheitsbewußten Laien richtet: Ohne verantwortungsvolle Mitarbeit des Patienten ist es für den Arzt weithin unmöglich, die Hintergründe einer Erkrankung oder Befindensstörung lückenlos aufzudecken. Die Zeiten, in denen man die Verantwortung für die eigene Gesundheit nur an den Experten, den Arzt, delegieren konnte, sind – sollte so etwas jemals möglich gewesen sein – endgültig vorbei. Das zeigt uns auf besonders deutliche Weise das weite Gebiet der Allergien. Jeder von uns, ob gebildet oder ungebildet, muß sich zunächst einmal selbst um Gesundheit und Wohlbefinden kümmern. Dazu gehört vor allem ein sorgfältiges Beobachten, das frei ist von jeder Ängstlichkeit. Nur wer sich kennt und weiß, wie sein Körper »reagiert«, der kann im Notfall dem Arzt die nötigen Informationen geben.

Patient und Arzt müssen zusammenarbeiten, um die Ursache der Allergie aufzuspüren

Allergien – mag es sich auch immer noch nicht herumgesprochen haben – können ein alarmierender Notfall sein! Das ist der zweite Grund für dieses Buch.

Für die enorme Zunahme und Verschlimmerungen der Allergien gibt es nämlich nur zwei Erklärungen: Entweder sind wir Menschen in den zivilisierten Ländern so weit degeneriert, daß wir mit unserer Umwelt immer schlechter zurechtkommen. Oder diese Umwelt, in der wir leben, die wir mit jedem Atemzug und jedem Bissen in uns aufnehmen, ist giftiger, gefährlicher, feindseliger geworden, so daß die »Ausrüstung« unseres Körpers in ihr nicht mehr ausreicht. Jeder dieser beiden Gründe wäre für sich genommen ein schrilles Alarmzeichen.

Ich fürchte, wir kommen nicht mehr darum herum zuzugeben, daß heute beides gegeben ist: Die wachsende Schwäche unsererseits und die zunehmende Bedrohung durch die immer noch »giftigere« Umwelt andererseits. Das aber muß uns wachrütteln, sonst schlittern wir in eine unvorstellbare Gesundheitskatastrophe. Sie könnte noch schlimmer werden als alles, was die Menschheit jemals erlebte, die großen Pestseuchen, die die Menschheit beinahe ausgerottet haben, eingeschlossen.

Wenn wir nicht aufpassen, schlittern wir in eine unvorstellbare Gesundheitskatastrophe

Die Begründung für diese Befürchtung ist relativ einfach und müßte eigentlich jedem einleuchten: Leben, im einfachsten und grundlegenden Sinn heißt reagieren, also Antwort geben auf tausendfältige Reize, die sich immer wieder bis zur massiven Bedrohung steigern. Wir sind hineingeboren in eine wunderbare Welt. Für unser Leben ist sie allerdings von Grund auf feindlich. Das Leben konnte in dieser Welt nur bestehen und sich entfalten, weil es ihm gelang, auf jeden Reiz und jede Bedrohung die passende Antwort zu finden. Das gesunde Leben besteht demnach dar-

in, daß Leib und Seele auf jeden Reiz von außen die richtige Antwort bereit halten und im rechten Moment zu geben imstande sind.
Jede Allergie ist eine falsche Antwort und somit nicht nur eine geringfügige, vorübergehende Störung, etwas Lästiges ohne große Bedeutung – sondern ein alarmierender Hinweis dafür, daß wir mit dem, was auf uns einstürmt, nicht mehr zurechtkommen. Wir reagieren, als bestünde unsere schöne Welt nur noch aus lebensbedrohenden Krankheitserregern und Giften und schlagen bei jeder Bewegung selbst mit vertrautesten Substanzen um uns, als gälte es, das Leben zu retten, als hätten wir die seit Jahrmillionen in unserem Organismus gespeicherten Antworten der Erfahrung und Erprobung allesamt vergessen.

Jede Allergie ist ein alarmierender Hinweis auf einen Fehler in unserem Immunsystem

An dieser Stelle möchte ich ein jüngstes Beispiel dafür einfügen, wie diffizil die Zusammenhänge zwischen Umweltverschmutzung und Störungen des Immunsystems sind. Ausgangspunkt ist die zunächst überraschende Tatsache, daß zwar in der ehemaligen DDR das Ausmaß der Luftverschmutzung wesentlich größer gewesen ist als in der alten Bundesrepublik, aber dennoch die Häufigkeit von Heuschnupfen und Bronchialasthma eindeutig niedriger. Dieser scheinbare Widerspruch fand eine wissenschaftliche Erklärung: Weil es in der ehemaligen DDR weniger Kraftfahrzeuge gegeben hat, war die Luftverschmutzung mit Stickoxiden (NO_X) geringer – und diese Bestandteile der Abgase sind es vor allem, welche die Schleimhäute der Atemwege empfindlicher machen gegen natürliche Allergene wie Pollen.

Untersuchungen haben bestätigt: Es gibt einen Zusammenhang zwischen der Umweltverschmutzung und unserem Wohlbefinden

Eine vergleichende Untersuchung bestätigte das: Während in der westdeutschen Großstadt Duisburg elf Prozent der Schulkinder auf Birkenpollen aller-

In Ostdeutschland leiden Kinder unter der verschmutzten Atemluft durch Industriestaub, im Westen unter der Smogverschmutzung

gisch reagierten, waren es in der ostdeutschen Großstadt Halle nicht einmal zwei Prozent. Allerdings hatten die Kinder dort sehr viel häufiger unter Husten, Erkältungen, chronischer Bronchitis zu leiden, bedingt durch hohe Belastungen der Atemluft mit Industriestaub. Harmloser oder gar besser als der West-Smog ist also die Luftverschmutzung im Osten keineswegs gewesen.

Selbst gutgemeinte und dringend erforderliche Maßnahmen gegen Umweltverschmutzung können eine Kehrseite für die Gesundheit haben, etwa der Einbau der Katalysatoren in Kraftfahrzeuge. Diese entfernen zwar die Stickoxide aus den Abgasen, geben jedoch selbst äußerst geringe Mengen Platinsalze in die Luft ab, die allerdings zu den aggressivsten Allergenen gehören. Je mehr Autos mit einem Katalysator ausgerüstet sind, desto mehr Menschen werden mit Platin-Allergien reagieren. Trotz aller lobenswerten Ansätze leben wir längst noch nicht in einer gesunden Umwelt.

Die Psyche ist mitbeteiligt, wenn man allergisch reagiert

Ich spreche in diesem Buch ausdrücklich von »wir« und vermeide bewußt die Formulierung »unser Körper«. Denn ganz offensichtlich liegt der Fehler bei allergischen Reaktionen nicht im rein physischen Bereich. Unsere »Seele« ist entscheidend mitbeteiligt – zumindest in vielen Fällen sogar der eigentliche Auslöser. Das macht es nicht eben einfach, dieses Krankheitsbild und seine Ursachen auf den ersten Blick einzugrenzen.

Dieses Zusammenspiel von Körper und Seele ist auch bei jeder Allergie-Behandlung ein ganz wichtiger Punkt: Es kann nicht genügen, wie das heute weithin praktiziert wird, die Substanz aufzuspüren, die im speziellen Fall die Allergie auslöst, um fortan vor ihr

davonzulaufen. Erfahrungsgemäß finden sich für den Allergiker, der zuerst beispielsweise auf Katzenhaare allergisch reagierte, bald weitere Substanzen, die er dann ebenfalls nicht mehr ertragen kann.
Die Allergie-Behandlung muß tiefer ansetzen, sonst werden lediglich Symptome verwischt, die eigentlichen krankmachenden Ursachen aber nicht angetastet, so daß sich aus der ursprünglichen Allergie ein schweres chronisches Leiden entwickeln kann.
Darum geht es in diesem Buch: Viel häufiger als es bislang geschieht, müssen wir bei Erkrankungen nach einer Allergie als Ursache fahnden. Und damit ist wiederum schon der Patient selbst angesprochen: Gehen Sie mit, und lassen Sie sich gewissermaßen zum »Allergie-Detektiv« anleiten, damit Sie fortan von Beschwerden frei und mit größerem Wohlbefinden leben dürfen und chronischen Leiden vorbeugen können.

Werden Sie zum »Allergie-Detektiv« und finden Sie die krankmachenden Ursachen

Sehen Sie in einer Allergie nicht länger nur etwas Unbedeutendes, das hingenommen werden muß, sondern geben Sie nicht auf, bis Sie frei sind von jeglichen Beschwerden. Wie es möglich ist, Allergien als solche zu erkennen, die Hintergründe aufzudecken und der Krankheit letztlich beizukommen, das erfahren Sie in diesem Buch: Nur wenn es Ihnen gelingt dahinzukommen, daß Ihre Abwehrkräfte wieder »normal«, das heißt gesund reagieren, wenn ihre Antworten auf die Umwelt in jedem Punkt wieder stimmen, können Sie einigermaßen sicher sein, daß Ihre Gesundheit stabil und somit auch härteren Anforderungen gewachsen ist.
Unsere fünf Sinnesorgane vermitteln uns das Bild unserer Umwelt. Über sie erfahren wir ihre Farbigkeit, ihre Melodien. Wir können sie riechen, schmekken, ertasten. Unser sechster Sinn, das Immunsystem,

Achten Sie unbedingt auf ein gesund funktionierendes Immunsystem

stellt die Kontrollinstanz für alle Umweltkontakte dar. Dieser Sinn, ebenso eng wie die Sinnesorgane mit dem Nervensystem verbunden, »weiß«, was unser Körper braucht und was ihm schaden könnte. Von diesem »Wissen« aber hängt letztlich unsere Gesundheit ab, denn nur die Heilkräfte unseres Körpers sind imstande, gesund zu erhalten und zu heilen. Deshalb gibt es nichts, das wichtiger sein könnte, als das Achten auf ein gesund funktionierendes Immunsystem.

Nur in einem Körper, der frei ist von allergischen Reaktionen, funktioniert das Abwehrsystem perfekt.

Dr. med. Hermann Geesing

1 Was ist eine Allergie?

In diesem Kapitel erfahren Sie, was eine Allergie ist, was eine Allergie auslösen und welche verheerenden Auswirkungen diese Krankheit mit sich bringen kann. Außerdem lernen Sie das Immunsystem näher kennen, welche Abwehrkräfte es beherrschen muß, um eine Allergie erfolgreich abzuwehren und wie man »Sünden« am Immunsystem vermeidet. Denn Vorbeugen ist der beste Schutz gegen Krankheiten. Auch die Psyche spielt dabei eine große Rolle.

Eine gesunde Farmersfamilie wird so krank, daß sie auswandern muß

Die Meldung machte im Jahr 1986 Schlagzeilen. Ich bin fast sicher, daß viele Leser sie für eine typische Zeitungsente hielten, ebenso unglaubwürdig wie Berichte über das Ungeheuer von Loch Ness, das regelmäßig zur Sommerzeit »auftaucht«, wenn aufregende Ereignisse schwer aufzutreiben sind. Doch in der Geschichte der geplagten Familie King aus Australien, die ich für außergewöhnlich selten und extrem, aber für wahr halte, offenbart sich eine erschreckende Zukunftsvision: Wird es in naher Zukunft vielen tausenden Menschen, möglicherweise uns allen so ergehen wie dieser leidgeprüften Familie?
Bis zum Jahr 1980 waren sie eine ganz normale, gesunde, frohe Familie: Der australische Farmer Howard King, 36, seine Frau Mary, 33, Sohn Casey,

fünf Jahre alt, und die dreijährige Tochter Sasheene. Doch dann war das urplötzlich vorbei: Die Kings wurden so schwer krank, daß sie die Farm verkaufen und ihre Heimat verlassen mußten. Sie flüchteten auf die nur 4000 Quadratkilometer große Känguruhinsel und leben seitdem dort in einer Blechhütte, armselig, einsam, unterstützt von Arbeitslosenhilfe – aber wenigstens einigermaßen beschwerdefrei.

Das Unglück begann, als ihre Felder mit Pflanzenschutzmitteln besprüht wurden

Begonnen hat das Unheil, nachdem die Felder der Farm vom Flugzeug aus mit Pflanzenschutzmitteln besprüht worden waren. Die ersten Beschwerden zeigten sich als alltägliche »Kleinigkeiten«: Kopfschmerzen, Schnupfen, Übelkeit, Leistungsschwäche. Man fühlte sich nicht mehr so recht wohl. »Das wird schon wieder«, dachten sich die Kings, wie es wohl jeder in einer ähnlichen Situation tun würde. Doch das Warten auf Besserung war vergeblich. Die gesundheitlichen Störungen nahmen statt dessen von Tag zu Tag bedrohlichere Formen an.

Zuletzt mußte die ganze Familie, sobald die Felder besprüht wurden, für Wochen ins Bett – mit quälenden Kopfschmerzen, mit Übelkeit, die sich zu ständigem Erbrechen steigerte, mit Schmerzen in der Brust, mit Erstickungsanfällen und Durchfall. Vater, Mutter, Kinder fühlten sich gleichermaßen sterbenselend.

Und dann kam es noch schlimmer: Es war kein Pflanzenschutzmittel mehr nötig, die Krankheitsanfälle auszulösen. Es genügte, eine Plastiktüte in die Hand zu nehmen oder ein Waschpulver zu riechen: Schon schlug das Leiden zu. Die ganze Familie wurde in die Klinik eingeliefert. Doch dort verschlimmerte sich das Leiden so sehr, daß die Kings in Lebensgefahr gerieten und augenblicklich wieder entlassen werden

mußten. Die Ärzte schüttelten bedauernd den Kopf: »Wir können überhaupt nichts für Sie tun. Sie reagieren allergisch auf alles, was mit Chemie zu tun hat. Auch auf Medikamente. Da unsere Welt voller chemischer Produkte ist, bleibt Ihnen nur ein Ausweg: Suchen Sie sich eine einsame, naturbelassene Insel abseits von jeglicher Zivilisation.«
So kam es zum »Ausstieg« der Familie King auf der Känguruhinsel. Dort fühlt sie sich einigermaßen wohl. Von Zeit zu Zeit muß der Vater allerdings nach Australien hinüber, um einzukaufen. Regelmäßig kehrt er krank zurück. Wenn Verwandte oder Bekannte die Kings auf ihrer Insel besuchen wollen, dann dürfen sie nur bis auf Rufweite an die Familie herankommen und nichts Chemisches bei sich haben, auch keine Kosmetika.

Kein chemisches Produkt darf in der Nähe der Familie sein

Menschen, die in einer Welt, die wir radikal und rücksichtslos verändert haben, nicht mehr leben können!
Auch wenn es solche Schicksale bisher nur vereinzelt gibt, so machen sie uns doch deutlich, was eine Allergie ist und wie verheerend in ihren Auswirkungen diese Krankheit werden kann. Man kann sich glücklich schätzen, wenn man davon nicht selbst betroffen ist.
Übrigens kommen gar nicht so selten Patienten mit einer Allergie zu mir, die am liebsten auch, wie die Familie King, alles liegen und stehen ließen, um irgendwo auf einem noch nicht so verdorbenen Fleckchen Erde ein unbeschwerteres Leben zu beginnen. Doch vor Allergien kann man nicht unbedingt und in jedem Fall davonlaufen, selbst wenn Beruf, Familie und Finanzen das erlauben würden. Aber das heißt noch lange nicht, daß man Allergien hinnehmen muß.

Allergisch gegen Sonnenstrahlen

In jüngster Zeit haben wir es beispielsweise immer häufiger mit Sonnen-Allergien zu tun, eine Form der Allergie, die vor wenigen Jahren noch so gut wie unbekannt war: Menschen bekommen beim Sonnenbaden, vor allem im Süden, zuerst eine Art Sonnenbrand. Die Haut wird überall dort, wo sie der Sonne ausgesetzt ist, krebsrot. Dann schwillt sie an. Schließlich bilden sich kleine Bläschen, die aufplatzen und nässen. Die Betroffenen glauben zunächst, sie hätten sich urplötzlich einen Sonnenbrand geholt. Doch bald merken sie, daß die heftig juckenden Hautveränderungen nun jedesmal auftreten, sobald sie ins Freie gehen.

Eine Sonnenallergie ist an den kleinen Bläschen zu erkennen, die aufplatzen und nässen

In meinem Buch »Immun-Training« habe ich den besonders schlimmen Fall des Jurastudenten Peter H. beschrieben, der sich schließlich in seinen Hobby-Keller zurückziehen mußte, weil er das Sonnenlicht nicht mehr vertragen konnte. Er freute sich über jeden Regentag, weil er dann endlich seinen Keller verlassen konnte, ohne krank zu werden. Für ihn hätte es keine Möglichkeit gegeben, auf die einsame Insel zu fliehen. Die Sonne ist überall.

Vor der Sonne kann man nicht flüchten – sie ist überall

Das Beispiel wirft die Frage auf: Wie kann es zu einer solchen Fehlreaktion des Körpers kommen? Ist die Sonne in den letzten Jahren »giftiger« geworden, so daß sich der menschliche Körper durch ihre Strahlen tatsächlich aus gutem Grund bedroht fühlt? Oder sind die körpereigenen Abwehrkräfte vieler Menschen durch immer zahlreichere und vielartigere Attacken so stark irritiert, daß sie selbst auf alltägliche Einwirkungen in einer Art Panik reagieren, als ginge es um Leben und Tod?

Es gibt noch eine dritte Möglichkeit, die ebenfalls in

Erwägung gezogen werden muß: Hat sich vielleicht unsere Einstellung zu vielen Dingen um uns herum so sehr verändert, sind etwa Angst und Mißtrauen im Hinblick auf Umweltschäden so übermächtig geworden, daß wir von unserer psychischen Verfassung her das Immunsystem pausenlos zur falschen Reaktion zwingen? Wer Angst davor hat, er könnte sich mit jedem Bissen und jedem Schluck vergiften, der muß doch die Reaktionen seines Körpers durcheinanderbringen und Fehler im Immunsystem provozieren?

Die Frage bleibt offen, ob unsere Psyche das Immunsystem zwingt, falsch zu reagieren

Die Antwort können wir nur vom Wesen und Wirken des Immunsystems her finden.

Das müssen die Abwehrkräfte beherrschen

Ein Lebewesen, ob Tier oder Mensch, mag noch so abgeschieden, isoliert, vielleicht sogar in hochsteriler Umgebung leben: Bei jeder Berührung, jedem Atemzug, jedem Bissen und jedem Schluck muß sein Körper sich mit millionenartigen Begegnungen auseinandersetzen, mit chemischen Stoffen, mit organischen Substanzen, mit Mikroorganismen. Die Abwehrkräfte des Immunsystems müssen vor allem zwei Unterscheidungen fehlerfrei beherrschen:

- Ist das, was an oder in den Organismus gelangt, fremdartig?
- Wenn ja: Bedeutet das Fremdartige für das eigene Leben eine Bedrohung?

Das klingt relativ einfach – obwohl wir uns überhaupt nicht vorstellen können, daß solche Unterscheidungen von irgendeiner Instanz in unserem Organismus bewerkstelligt werden können. Wenn wir sie nämlich im Labor nachvollziehen wollen, benötigen wir dazu aufwendige, zeitraubende Laboruntersuchungen.

Das gesunde, schlagkräftige Immunsystem löst diese Aufgabe – und darüber hinaus eine Menge anderer – sekundenschnell. Tatsächlich ist das alles sehr viel schwieriger und komplizierter, als es hier dargestellt werden kann. In manchen Punkten wissen wir heute auch trotz intensivster Forschung auf diesem Gebiet lediglich, daß es funktioniert, ohne bis in alle Einzelheiten erklären zu können, wie es möglich ist. Je tiefer wir in das Geheimnis des Immunsystems eindringen, desto größer wird das Staunen vor diesem Wunder des Lebens.

Damit die späteren Hinweise verständlich werden, will ich hier nur knapp und stark vereinfacht skizzieren, wie man sich die »Intelligenz« des Immunsystems in etwa vorstellen muß.

»Intelligentes« Immunsystem: Es speichert Erfahrungen, reagiert auf Angriffe der Umwelt und hat die Antworten parat

Es wurde schon angedeutet: Leben heißt reagieren auf die Reize und Angriffe der Umwelt, die richtige Antwort parat halten und zur Anwendung bringen.

Überleben heißt Erfahrungen zu den richtigen Antworten zu formulieren und diese Antworten zu speichern, damit sie jederzeit abgerufen werden können.

Unser Leben wäre viel zu kurz, die Bedrohung viel zu groß, müßten wir erst zu Beginn unseres Daseins mit dem Sammeln solcher Antworten beginnen. Es erginge uns wie einem Astronauten, der auf einem fernen Planeten fremdartigem Leben begegnet: Wir wären der Umwelt schutzlos ausgeliefert, weil wir keine Antworten besitzen. Es würde uns keine Zeit eingeräumt, die richtigen Antworten zu sammeln. Glücklicherweise haben wir von unseren Eltern, den Großeltern, ja von allen Vorfahren, denen wir entstammen, einen unvorstellbaren Erfahrungsschatz mitbekommen, der in jeder einzelnen Zelle unseres Körpers gespeichert ist. Milliarden Zellen besitzen

demnach viele Milliarden »Informationen«, die in Jahrmillionen gesammelt wurden.
Erst wenn wir das begriffen haben, beginnen wir zu verstehen, warum unser Organismus in der Lage ist, gesund zu funktionieren und Angriffe von außen so perfekt abzuwehren, daß wir in den meisten Fällen nicht einmal etwas davon verspüren. Krank werden wir ja erst, wenn die Abwehr nicht zügig oder schlagkräftig genug erfolgt, weil das Abwehrsystem geschwächt, irritiert oder überlastet ist oder auch überschießend reagiert.

Wir werden krank, wenn unser Abwehrsystem überbelastet ist

Das intakte Immunsystem erkennt Fremdartiges und »weiß«, was Krankheitserreger sind. Es kann sogar gesund von krank unterscheiden und sorgt dafür, daß alles, was nicht in den Körper gehört oder ihm gar gefährlich werden kann, augenblicklich vernichtet wird. Aber: Was ist heute noch gesund? Wo liegen die Grenzen zum Schädlichen?

Antigene und Antikörper

Wird der Organismus von besonders bedrohlichen Krankheitserregern angegriffen, dann produziert das Abwehrsystem ganz gezielt Spezialschutzstoffe, die sogenannten Antikörper. Dabei handelt es sich um raffiniert geschnittene und ausgestattete Teilchen, die so perfekt zum Angreifer passen, daß dieser neutralisiert wird. Das ist, als würden zwei Halbkugeln aufeinandertreffen, um miteinander zur ungefährlichen Kugel zu werden. Das Antigen – so nennt man den Angreifer, das fremde Eiweiß oder den Giftstoff, also alles, was dem Körper gefährlich werden könnte – findet seine Antwort in den Antikörpern.

Man nennt das fremde Eiweiß oder den Giftstoff, der angreift, »das Antigen«

Wer einmal an Masern erkrankt ist, ist lebenslang dagegen immun

Solange das Blut bestimmte Antikörper besitzt, hat das dazugehörende Antigen keine Chance, sich im Körper auszubreiten und eine Krankheit auszulösen. Ein Kind, das einmal die Masern hatte oder gegen die Masern geimpft wurde, ist lebenslang gegen diese Krankheit – aber eben nur gegen sie – immun. Bei der Impfung bringt der Arzt abgetötete oder zumindest zur Ungefährlichkeit geschwächte Antigene (meistens sind es Viren) in den Organismus, damit dieser die Möglichkeit bekommt, den passenden Antikörper herzustellen. Oft, wie beispielsweise bei der Immunschwächekrankheit AIDS, kann der Arzt eine Infektion nur feststellen, indem er nach Antikörpern fahndet. Sind sie gegeben, dann weiß er, daß eine Begegnung mit dem Krankheitserreger stattfand. Das versetzt ihn in die Lage, aus einem einzigen Tropfen Blut die nahezu komplette Krankengeschichte seines Patienten zu lesen.

Die Bildung von Antikörpern bedeutet nun aber nicht, daß hier erstmalig nach der richtigen Antwort gesucht werden müßte. Der Organismus kennt die Antwort. Niemand braucht ihm beizubringen, wie der Antikörper aussehen muß. Seine Herstellung ist lediglich eine erste Erprobung.

Gegen manche Krankheiten wird nur vorübergehende Immunität geschaffen

Gegen manche Antigene – vor allem gegen die Verursacher der sogenannten Kinderkrankheiten – stellt das Immunsystem einen lebenslangen Schutz her. Die Antikörper bleiben für immer im Blut. Gegen andere, wie etwa gegen die Grippe-Viren, wird nur vorübergehende Immunität geschaffen. Wer eine Grippe hatte, der kann im nächsten Herbst und Winter wieder daran erkranken, weil die Viren ihre äußeren Merkmale verändern und dem Immunsystem als neue Erreger erscheinen. Erkältungskrankheiten mit Schnupfen, die ebenfalls durch Viren verursacht werden, kann man sogar mehrmals im Jahr bekommen. Möglicherweise kommen gelegentliche Grippeinfektionen, vor allem die grippalen Infekte, dem Organismus von Zeit zu Zeit gar nicht so unwillkommen – bieten sie ihm doch die Möglichkeit, sämtliche Abwehrmaßnahmen mit Fieber, Entzündungen und Schwellungen zu trainieren, so daß das Immunsystem schlagkräftig und einsatzfähig bleibt. Mit dem aktuellen Angreifer kann es zugleich Schlacken und Spuren früherer, nicht völlig ausgeheilter Krankheiten wegschaffen. In der Regel sind tatsächlich Leute, die eine Grippe durchgestanden haben, indem sie im Bett blieben und dem Körper Gelegenheit verschafften, sich richtig auszutoben, hinterher gesünder, als sie es vor der Erkrankung gewesen sind.

Ein grippaler Infekt trainiert das Immunsystem, seine Abwehr zu stärken

Das ist auch im Hinblick auf die Allergien ein ganz wichtiger Punkt: Wir sollten lernen, Erkältungen nicht als Krankheiten zu verstehen, sondern als eine Art Manöver; keine Schwäche und kein Versagen des Immunsystems, sondern im Gegenteil ein kraftvolles Aufbäumen, das zeigt, daß der Körper nicht bereit ist, sich mit irgendeiner Störung von außen abzufinden, und wäre sie noch so banal. Gewiß, das verlangt von uns allen ein gründliches Umdenken. Überlegen Sie nur eines: In Ihrem und in meinem Blut befinden sich rund eine Million Antikörper unterschiedlichster Paßform!

Im menschlichen Körper befinden sich rund eine Million Antikörper

Das Neue versetzt in Panik

Wenn man nun bedenkt, wie vielfältig allein die Krankheitserreger von Pilzen über Viren, Bakterien bis hin zu Parasiten sind, wenn man in Betracht zieht, daß manche Bakterien nicht nur nützlich, sondern

Viren können sich verschiedene Tarnkappen überziehen und werden so vom Abwehrsystem nicht erkannt

geradezu lebenswichtig für uns sind, also auf keinen Fall vernichtet werden dürfen – dann beginnt man zu erahnen, wie uferlos das »Wissen und Können« der Abwehrkräfte sein muß, wie unendlich schwierig ihre Aufgabe sein muß und wie perfekt und präzise das Unterscheidungsvermögen. Doch das Verwirrspiel geht ja noch weiter: Bakterien wirken in manchen Bezirken des Körpers, etwa im Verdauungstrakt, unbedingt positiv und liefern uns einige Vitamine. Dieselben Bakterien werden aber überaus gefährlich, sobald sie ins Blut geraten. Speziell Viren verändern sich ständig und entziehen sich somit dem passenden Antikörper. Gelegentlich sind nicht die Bakterien an sich, sondern deren giftige Ausscheidungen gefährlich.

Dabei haben wir erst einen winzigen Ausschnitt der Antigene angesprochen. Zu den Krankheitserregern kommen fremdartige organische Stoffe, chemische Substanzen, Gifte. Da wir uns von pflanzlichen und tierischen Stoffen ernähren, gelangen speziell bei ungekochten Speisen unzählige lebendige Zellen in unseren Körper. Auch mit der Atemluft nehmen wir lebendige Organismen auf – beispielsweise die Pollen während der Blütezeit.

Das alles war beinahe unverändert seit Jahrmillionen so. Immer dann aber, wenn sich in der Umwelt etwas verändert hat, und waren es auch nur winzigste Veränderungen, wie etwa die Bekanntschaft mit Pflanzen oder Tieren aus exotischen Regionen, mußte der Organismus eine passende Antwort finden. Und nicht immer gelang das allen Betroffenen.

Allergien gibt es bereits seit Urzeiten

Allergien gibt es jedoch bereits seit Urzeiten. Der erste dokumentierte Fall datiert aus dem Jahre 2640 vor Christus: Der ägyptische Pharao Mensis erlitt einen anaphylaktischen Schock nach einem Insektenstich. Grundlegende Veränderungen der Umwelt in der späteren Geschichte vergrößerten das Risiko der Menschen, an einer Allergie zu erkranken. Ein klassisches Beispiel dafür ist das gut gemeinte Bemühen von Kaiser Karl dem Großen (742 – 814) um eine Verbesserung des Obstbaus. Auf Schritt und Tritt begegnen wir heute einer Natur, die er erst, teilweise mit drastischen Anordnungen, herschaffen und heimisch werden ließ. Vor seiner Zeit gab es bei uns kaum einen Obstbaum. Er hat unzählige bisher unbekannte Blumen und Heilkräuter anpflanzen lassen. Er hat in der Tat die Umwelt verändert.

Kaiser Karl der Große ließ unzählige fremdartige Blumen und Heilkräuter zur Verbesserung des Obstbaus anpflanzen

Versuchen wir kurz nachzuvollziehen, was diese Veränderungen für den menschlichen Körper bedeuten mußten. Seine Abwehrkräfte registrierten ohne jede Vorwarnung: Fremde, nichtidentifizierte, lebende Organismen sind in den Körper gelangt! Das Immunsystem löste selbstverständlich sofort höchste Alarmstufe aus. Denn im gesammelten Erfahrungsschatz der richtigen Antworten – der auch vor tausend Jahren schon Jahrmillionen alt war – fand sich nichts Passendes. So mußte der Organismus handeln, ohne zu wissen, ob er bedroht war oder nicht. Er stellte also gegen die Eindringlinge, die Pollen der fremden blühenden Bäume, Antikörper her.

Ist damals etwa der Fehler des Heuschnupfens entstanden – und zwar in allen Organismen, die diese falsche Antwort in ihr Erbgut eingespeichert haben? Denken wir daran: Seit Karl dem Großen lebten erst etwa 33 Generationen, so daß man sich nicht wundern darf, daß in dieser erdgeschichtlich winzigen Phase der Fehler nicht längst korrigiert wurde. Tatsache ist aber – und das muß in diesem Zusammenhang ausdrücklich festgehalten werden –, daß weitaus die meisten menschlichen Organismen damals offensichtlich sehr rasch gesund und natürlich auf die neuen Pollen reagierten, den ursprünglichen Fehler also erkannten und ausmerzten.

Angenommen es stimmt, daß seinerzeit die Veränderung der Natur den menschlichen Körper so sehr belastete, daß Fehlreaktionen bis auf den heutigen Tag zurückblieben: Wieviel schwieriger muß es heute für unseren Körper und sein Abwehrsystem sein, in einer Welt zurechtzukommen, die nun tatsächlich radikal verändert und mit vollkommen neuen Substanzen angefüllt wurde?

Wenn wir Obst essen, führen wir unserem Körper nicht nur Vitamine zu, sondern auch chemische Rückstände

Wenn wir heute einen Apfel verspeisen, dann konfrontieren wir unseren Körper nicht nur mit den lebenden Zellen des Apfelfruchtfleisches, mit Frucht-zucker, mit Vitaminen, Enzymen, Mineralstoffen, wie das immer schon der Fall war, sondern zugleich mit Rückständen von Insektenvertilgungsmitteln, mit Resten aus chemischer Düngung, mit Regen- und Windablagerungen, mit Konservierungsstoffen und Schönungsmitteln. Für unser Auge mag dieser Apfel aussehen, wie ein gesunder Apfel vor tausend Jahren ausgesehen hat. Für unseren Organismus ist er etwas vollkommen anderes. Etwas, auf das es bislang möglicherweise noch keine richtige Antwort gibt, weil einige der chemischen Zusatzstoffe erst in unseren Tagen entwickelt wurden, vorher also nicht existierten.

Und heute sind zunehmende Umweltbelastungen eine bedeutsame Ursache für die zunehmende Häufigkeit von Allergien. Zwar ist der größte Anteil der Allergene nach wie vor natürlichen Ursprungs, aber durch Kontakte mit chemischen Schadstoffen werden diese aggressiver. Das ist die Erklärung für die Beobachtung, daß beispielsweise manche Patienten, die zuvor nur auf Birkenpollen allergisch reagierten, jetzt auch überempfindlich sind gegen Weidenpollen. Zudem führen Reizgase und Dieselruß zu toxisch bedingten Veränderungen der Schleimhaut in den Atemwegen, so daß diese empfindlicher reagiert gegen Inhalationsallergene in der Atemluft.

Reizgase und Dieselruß führen zu toxisch bedingten Veränderungen der Schleimhaut

Wenn wir heute einen Schluck Milch trinken – seit Menschengedenken etwas vom Wertvollsten, das die Natur anzubieten hat – dann ist die Situation noch viel komplizierter: In der Milch befinden sich nicht nur Nahrungsstoffe wie Eiweiß, Milchzucker, Vitamine, Enzyme, sondern darüber hinaus Abwehrstoffe gegen alle Krankheitserreger, mit denen die Kuh in Berührung kam. Die Natur hat es so eingerichtet, daß neugeborenes Leben mit jedem Tropfen Muttermilch ein »Sortiment« der wichtigsten Immunstoffe mitgeliefert bekommt, damit auf diese Weise sein eigenes, noch unfertiges Abwehrsystem gestärkt wird. Entsprechend sind gestillte Säuglinge in den ersten sechs Monaten ihres Lebens gegen Infektionskrankheiten gefeit. Es läßt sich allerdings leicht einsehen, daß es für ihr Immunsystem schon immer keineswegs leicht war, diese »Hilfstruppen« als wirkliche Helfer zu begreifen und zu akzeptieren.

Heute ist die Milch, die wir kaufen können, in doppelter Hinsicht problematisch: Einerseits ist sie belastet mit Schwermetallen wie Blei, mit Rückständen der Wiesendüngung und vielleicht sogar mit Medikamenten, die man der Kuh unter das Futter mischte. Andererseits hat man der Milch aber genau das genommen, was diese »Verschmutzungen« hätte unschädlich machen können, die Enzyme. Durch die

Auch Kuhmilch ist mit Schwermetallen und Rückständen der Wiesendüngung negativ belastet

Erhitzung der Milch zur Abtötung von Krankheitserregern und zur Verhinderung des Sauerwerdens sind viele auch für die Verdauung wichtige Enzyme, die höchstens 45 Grad aushalten können, vernichtet worden.

Ich bin fest überzeugt davon, daß viele der sogenannten Lebensmittel-Allergien, die wir heute beobachten, keine Allergien gegen Eiweiß, Mehl oder Zucker sind, sondern Allergien gegen die Zusätze, die am Eiweiß haften, sich im ausgebleichten, »leeren« Mehl und im denaturierten Zucker befinden. Der Allergiker sollte daher auf das Lebensmittel verzichten, auf das er allergisch reagiert, und mit naturbelassener Nahrung sein Immunsystem stärken. Wenn man bedenkt, daß sich an und in unseren Lebensmitteln über 3000 Zusatzstoffe, nämlich Konservierungs- und Färbemittel, Verschönerungsmittel und zusätzliche Spuren von etwa 1600 Dünge- und Schädlingsbekämpfungsmitteln befinden, dann kann man sich vorstellen, wie schwierig es sein kann, das eigentliche Allergen zu finden, also den Stoff, der die Allergie auslöst.

Ein Allergiker sollte mit naturbelassener Nahrung sein Immunsystem stärken

Allergie: Die falsche Antwort

Inzwischen ist deutlich geworden, was eine Allergie ist: Der Körper stellt gegen einen völlig harmlosen Stoff, den er für ein gefährliches Antigen hält, einen Antikörper her. Bei der ersten Konfrontation mit der entsprechenden Substanz spürt man überhaupt nichts: Die Antikörperproduktion verläuft ohne alle Symptome. Doch dann, nachdem der Antikörper gebildet und im Blut vorhanden ist, beginnt bei jeder

Allergie: Das heißt, der Körper stellt gegen einen völlig harmlosen Stoff Antikörper her

weiteren Begegnung sofort ein äußerst heftiger Abwehrkrieg.

Was der Körper als »feindlich« erkennt, wird heftig bekämpft und so die allergische Reaktion verursacht

Um das am Beispiel Heuschnupfen zu zeigen: Sobald die Pollenart, auf die der Organismus allergisch reagiert, in den Körper gelangt, beginnt dieser in großer Hektik, den entsprechenden Antikörper zu vervielfältigen, damit jedem vermeintlichen »Eindringling« das »Gegenstück« angepaßt werden kann. Gleichzeitig schwellen die Schleimhäute in den Luftwegen an und produzieren vermehrt Schleim, der das Antigen ausschwemmen soll. Der Betroffene bekommt also einen heftigen Schnupfen, durch die Temposteigerung der Zelltätigkeit vielleicht sogar Fieber. Milliarden Pollenstäubchen werden angegangen, als handle es sich um heimtückische Viren. Und die Auseinandersetzung dauert so lange an, wie die entsprechenden Pollen im Körper vorhanden sind.

Die Allergien der Atemwege sind jedoch nur deshalb so deutlich zu verspüren, weil mit dem Anschwellen der Schleimhäute und der vermehrten Schleimproduktion als Reaktion eben der Schnupfen verbunden ist. Ein geimpftes Kind, das mit dem Masern-Virus in Berührung kommt, spürt nichts vom Abwehrkampf, der in seinem Körper stattfindet. Es wird nicht krank, bekommt schon gar nicht die typischen Symptome der Masern-Erkrankung.

Niemand kann von sich behaupten, er wäre allergiefrei

Das bedeutet aber: Niemand von uns kann mit absoluter Sicherheit behaupten, er wäre frei von Allergien. Er weiß ja nicht, ob sein Körper nicht doch Antikörper gegen etwas Harmloses besitzt, sie aber so zur Anwendung bringt, daß von den Auseinandersetzungen selbst nichts verspürt wird, weil die Reaktion nicht krank macht.

Wie bereits angedeutet, ist es auch sehr schwer, aller-

Auch Magenschmerzen können durch eine Allergie verursacht werden

gische Reaktionen, sofern es sich nicht um Schnupfen oder Hautausschläge handelt, überhaupt als solche zu erkennen. Magenschmerzen beispielsweise, stammen sie von unvernünftig üppigem Essen – oder zeigen sie eine Allergie an? Bei Kopfschmerzen, Nervenleiden, innerer Unruhe, Aggressionen wird es noch viel schwieriger.

Sagen Sie nicht, eine Allergie, die mir keine Beschwerden verursacht, braucht mich nicht zu interessieren! Wollten Sie leichtfertig hinnehmen, daß Ihr Immunsystem falsche Antworten gibt – und jede Allergie, ob schwer oder kaum spürbar, ist eine falsche Antwort – dann müßten Sie irgendwann damit rechnen, daß diese Antworten sehr schmerzlich ausfallen – etwa mit einem schweren Rheuma oder mit Krebs. Im ersten Fall greifen die Abwehrkräfte vielleicht das körpereigene Gewebe an, weil sie in ihrer Verwirrung sogar verlernt haben, körpereigenes Gewebe von fremdem zu unterscheiden. Im zweiten Fall werden Krebszellen übersehen oder gar geduldet, weil zwischen gesund und krank nicht mehr unterschieden werden kann.

Das Immunsystem muß absolut fehlerfrei funktionieren

Unser Immunsystem muß bis ins kleinste hinein fehlerfrei funktionieren. Das ist die wichtigste Voraussetzung für jegliche Gesundheit.

Hat sich erst einmal ein Fehler eingeschlichen – und jede Allergie ist ein Hinweis dafür, daß das der Fall ist – dann breitet sich das Fehlverhalten wie eine Seuche im Körper aus. Dann kann sich die Panik der Abwehrkräfte so steigern, daß der Körper auf ein Antigen nicht nur stets heftiger reagiert, sondern daß er gegen immer mehr harmlose Stoffe Antikörper bildet, weil er sie für Antigene hält. Dann kann aus einem bislang leichten Hautausschlag eine sehr häßliche und schwere Hautkrankheit werden, aus einem ständigen leichten Schnupfen oder Husten ein lebensgefährliches Bronchialasthma. Zum Heuschnupfen kommt vielleicht eine Allergie gegen Hausstaub hinzu, so daß der Schnupfen nicht mehr saisonbedingt während der Blütezeit auftritt, sondern zum Dauerzustand wird. Besonders gefürchtet beim Heuschnupfen ist der »Etagenwechsel«, bei dem die Beschwerden der oberen Atemwege auf die tiefersitzenden Bronchien übergreifen und zum Asthma führen.

Im Extremfall kann es tatsächlich zu einer sogenannten Polyallergie kommen, wenn der Körper, wie im Fall der Familie King, nicht mehr auf einzelne Substanzen, sondern auf ganze Stoffgruppen allergisch reagiert, etwa alle Chemikalien oder auch unterschiedlichste Eiweißstoffe ablehnt.

Wenn der Körper auf ganze Stoffgruppen allergisch reagiert, hat man eine Polyallergie

Manchmal urplötzlich – manchmal verzögert

Es gibt zwar hunderte verschiedene Substanzen, die eine Allergie auslösen können, aber nur vier unterschiedliche Reaktionen, mit denen das Immunsystem krankhaft überempfindlich auf sie reagiert. Diese möchte ich zum besseren Verständnis erklären.

Am häufigsten und daher am wichtigsten ist die »Allergie vom Soforttyp« als Typ I. Sie führt, wie ihr Name besagt, sofort nach Kontakt mit dem Allergen zu Heuschnupfen oder Bronchialasthma oder Nesselsucht. Schlimmstenfalls kann es zu einem anaphylaktischen Schock kommen mit einer lebensbedrohlichen Herz-Kreislauf-Störung. Von zunehmender Bedeutung ist die »zelluläre Immunreaktion« beim Typ IV, als Kontakt-Allergie bekannt. Die Folgen sind, unter anderem, ein Kontaktekzem oder ein Arzneimittelexanthem. Außerdem gibt es den Allergie-Typ II mit einer »zytotoxischen Reaktion«, die vor allem das Blut und seine Bestandteile schädigt, sowie den Typ III, der durch »Immunkomplexbildung« zu allergischen Entzündungen der Lungenbläschen, Nieren, Gelenke führen kann. Diese Allergie-Typen sind jedoch seltener.

Allergieähnliche Reaktionen werden »Pseudoallergien« oder »Intoleranzen« genannt

An diesen »echten Allergien« ist das Immunsystem mit Antigen-Antikörper-Reaktionen beteiligt. Es bildet mit dem Immunglobulin E (IgE) und bei Nahrungsmittelallergien auch mit dem IgG spezifische Antikörper gegen jeweils eines der vielen Allergene, und diese lösen die Symptome aus.

Außerdem gibt es eine Vielzahl von allergieähnlichen Reaktionen, die »Pseudoallergien« oder »Intoleranzen« genannt werden. Ihre Auslöser wirken nicht über das Immunsystem, sondern direkt auf die beteiligten Zellen und Gewebe. Früher wurden derart betroffene Patienten nicht ernst genommen, obgleich ihre Beschwerden ebenso schwer sein können. So besteht beispielsweise kein Unterschied zwischen den juckenden Quaddeln einer Nesselsucht, die durch Penicillin über eine Typ-I-Allergie verursacht sind und denen, die zuviel freies Histamin etwa aus einer Portion Thunfisch direkt ausgelöst hat, oder bei denen die sogenannten Mastzellen schon auf kleinste Reize hin vermehrt Histamin ausschütten.

Es ist unglaublich, wie schnell der Körper manchmal auf ein Allergen reagiert. Im Fall einer Erdbeer-Allergie beispielsweise zeigt sich die Nesselsucht schon, bevor man den Bissen ganz hinuntergeschluckt hat. In einem solchen Fall werden Allergene blitzschnell durch die Schleimhaut aufgenommen. Plötzliche Reaktionen zeigen sich auch bei den Kontakt-Allergien, wenn also eine unverträgliche Substanz nicht in den Körper hineingelangt, sondern nur auf die Haut oder an die Schleimhäute gebracht wird. Die Entzündungen, Bläschen, Schwellungen treten beispielsweise sofort auf, nachdem man ein kosmetisches Präparat aufgetragen hat. In solchen Fällen ist der Zusammenhang recht leicht herzustellen. Man weiß sofort, daß in dem Präparat ein Stoff ist, den der Körper als gefährlich eingestuft hat.

Bei einer Kontakt-Allergie reagiert der Körper bereits allergisch, wenn die unverträgliche Substanz die Haut berührt

Doch so schnell geht es nicht immer, vor allem nicht bei jedem Menschen. Es entspricht eher der Regel, daß sich die Reaktionen der Abwehr erst nach einer oder auch nach zwei Stunden zeigen. Dann wird es bereits schwieriger festzustellen, welche Speise, welches kosmetische Präparat oder welcher zufällige Kontakt, etwa mit einem Farbstoff, die Allergie ausgelöst hat. Manchmal dauert es sogar einen ganzen Tag oder auch zwei Tage, ehe Reaktionen sichtbar und spürbar werden. Und auch dann können noch die verzehrten Erdbeeren als Antigen in Frage kommen, obwohl Ursache und Wirkung zeitlich so weit auseinanderliegen.

Eine feste Regel für die zeitliche Abfolge gibt es nicht. Selbst der Allergiker, der heute ganz spontan die Allergie-Auswirkungen erlebt, kann morgen deutlich verzögerte Reaktionen beobachten. Wenn die Reaktion nicht sofort erfolgt, darf man keinesfalls glauben, man wäre von der Allergie verschont geblieben.

Reagiert man nicht sofort allergisch auf einen bestimmten Stoff, heißt das nicht, daß man allergiefrei ist

Es wird noch schwieriger: Bei einem erstmaligen Kontakt mit einem bestimmten Allergen gibt es niemals eine Reaktion. Wer sich also eine Katze zulegt, der kann nicht sofort feststellen, ob er auf Katzenhaare oder auf die Schuppen ihrer Haut allergisch reagiert. Nicht eben selten beobachten Katzenfreunde sogar,

Eine Allergie kann plötzlich und ohne ersichtlichen Grund auftreten

daß sich die Allergie erst nach Jahren des absolut symptomfreien Zusammenlebens einstellt. Plötzlich und ohne ersichtlichen Grund ist sie da. Und dann stellt sich eben die schmerzliche Frage: Muß man sich von dem geliebten, anhänglichen Tier nach so langer Zeit trennen, um wieder gesund zu werden?

Und noch ein für Allergien typisches Problem: Es ist keineswegs so, daß Erdbeeren grundsätzlich zur Nesselsucht führen, wenn der Körper gegen sie selbst oder gegen eine andere Substanz an oder in ihnen Antikörper gebildet hat. Der eine bekommt bei der Allergie die Nesselsucht, ein anderer leidet an Kopfschmerzen, ein dritter an Durchfall, ein vierter an asthmatischen Anfällen. Man kann vom Allergen also nicht auf die zu erwartende Allergie-Auswirkung rückschließen. Jeder Organismus reagiert auf seine eigene, unverwechselbare Weise. Deshalb ist es wichtig, daß der Allergiker mit dem behandelnden Arzt Hand in Hand arbeitet und ihm jede Beobachtung genau mitteilt.

Jeder Organismus reagiert auf seine unverwechselbare Weise

Bei Vergiftungen, die niemals mit Allergien verwechselt werden dürfen, weiß der Arzt: Die eingenommene Substanz schädigt die Leber, zersetzt das Blut oder lähmt die Atemnerven. Die Wirkung ist berechenbar und immer dieselbe. Bei Allergien richten die Allergene selbst keinerlei Schaden an. Sie sind ja harmlose Substanzen. Alles, was passiert, geht von der Reaktion des Körpers aus, ist also die Auswirkung seiner falschen Antwort.

Die schwierige Entdeckung einer Krankheit

Allergien hat es immer und überall gegeben, wenngleich sicherlich nicht in heutigem Ausmaß. Man wußte, daß manche Menschen in der Nähe von Blumen einen Schnupfen bekommen. Schon vor 2000 Jahren hatte man beobachtet, daß manche »Erkältungen« zur Blütezeit auftreten. Man hatte sogar erkannt, daß Migräne gelegentlich mit bestimmten Speisen zu tun hat und daß der Tod nach Insektenstichen nicht vom Gift der Biene oder Wespe verursacht wird, sondern von einer falschen Reaktion des Körpers darauf.

Entsprechend sprach man von Überreaktionen und Überempfindlichkeiten – was auch heute weithin noch so gesehen wird. Man vermutete hinter Heuschnupfen Hysterie oder eine Neurose und empfahl dagegen Abhärtungsmaßnahmen wie Kneipp-Kuren.

Früher vermutete man hinter Heuschnupfen Hysterie oder eine Neurose

Erst zu Beginn unseres Jahrhunderts befaßten sich die Ärzte intensiver mit allergischen Erscheinungen. Doch da man sehr wenig über das Wunder unseres Immunsystems wußte, konnte man auch die Hintergründe der Allergien nicht erhellen.

Der Arzt Dr. Charles Richet machte 1902 in Paris eine wichtige Beobachtung: Spritzte er Versuchstieren eine harmlose pflanzliche Tinktur, dann ereignete sich beim erstenmal überhaupt nichts. Wiederholte er die Injektion allerdings, dann starben die Tiere daran. Also, folgerte er, mußte die erste Injektion einen vorhandenen Schutz abgebaut haben, so daß die Organismen der zweiten Injektion gegenüber wehrlos wurden. Entsprechend nannte er den vermeintlichen Schutzabbau Anaphylaxis (= schutzlos machen – im Gegensatz zur Prophylaxe = vorbeugende Maßnahmen treffen).

Der Wiener Kinderarzt Dr. Pirquet schuf im Jahre 1906 den Begriff »Allergie«

Im Jahre 1906 schuf der Wiener Kinderarzt Dr. Clemens Pirquet dann den Begriff Allergie. Er bedeutet: veränderte Reaktionslage des Organismus. Dr. Pirquet hatte eingesehen, daß ein Organismus gegenüber harmlosen Substanzen keinen Schutz benötigt, der verlorengehen könnte.

Erst vor wenigen Jahrzehnten erkannte der japanische Arzt Dr. Kimishige Ishizaka, daß der Körper, der allergisch reagiert, gegen eine oder mehrere ungefährliche Substanzen Antikörper gebildet hat und somit bei einem Kontakt mit ihnen reagiert, als handle es sich um bedrohliche Schädlinge. Das ist der heutige Stand des Wissens. Der Forschungszweig Allergie ist noch blutjung. Wen verwundert es, daß die Krankheit weithin immer noch nicht ernst genommen wird – vor allem nicht von den scheinbar nicht Betroffenen?

Allergien sind noch weitgehend unerforscht

Die »Sünden« am Immunsystem

Noch nicht bis ins letzte Detail geklärt ist die Frage, warum es überhaupt zur Allergie kommen kann. Einen Grund haben wir schon kennengelernt: Unser Organismus reagiert verstört auf eine Welt, die weithin »neu« geworden ist, weil er auf das Neue noch keine passende Antwort besitzt. Doch das ist nur eine Seite.

Auf der anderen Seite wird unser Immunsystem durch ständige Irritationen und Überlastungen vielfach geschwächt und seiner »Intelligenz« beraubt. In meinem Buch »Immun-Training« habe ich ausführlich dargelegt, wie unser moderner Lebensstil, der übermäßige Streß und das Lebenstempo, das uns nicht mehr erlaubt, akute Infektionen gründlich auszukurieren, die oft völlig falsche Anwendung von Antibiotika und anderer medizinischer »Keulen« das Immunsystem vorzeitig erschöpfen und lahmlegen. Hier sollen deshalb nur die wichtigsten Punkte noch einmal zusammengefaßt werden:

Streß und das moderne Lebenstempo sind besonders belastend und gesundheitsschädigend

- Wir schirmen uns von Wetter und Witterung weitgehend ab und sind deshalb unfähig geworden, mit dem Wetter zu leben und die verschiedenen Wetterlagen als Trainingsmöglichkeiten zu nutzen. Unser Körper reagiert auf Temperaturschwankungen infolgedessen überempfindlich oder zu unempfindlich. Damit bekommen Krankheitserreger die Chance, in den mit Anpassungsschwierigkeiten kämpfenden Organismus einzudringen und sich in ihm zu vermehren.

Mit einem Immuntraining kann die bevorstehende Schwächung durch Temperaturschwankungen verhindert werden

- Übermäßiger Streß, ausgelöst durch vielfache Ängste, übertriebenen Ehrgeiz und falsches soziales Verhalten, legt die Abwehrkräfte pausenlos lahm. Die Folgen sind wiederum »Erkältungen«.
- Falsche, vor allem aber zu üppige Ernährung und der Mißbrauch von Genußgiften überlasten den Körper, so daß das Immunsystem auch von daher nicht in der Lage ist, seine Aufgaben prompt und entschlossen durchzuführen.
- Sind wir dann aber krank geworden, dann gönnen wir dem Körper weder Zeit noch Ruhe, sich selbst wieder zu heilen und alle Folgen der Krankheiten auszuräumen. Wir nehmen Medikamente, die die Symptome der Krankheit zwar unterdrücken, die Krankheit selbst aber nicht heilen. So häufen sich mit jeder weiteren Infektion »Rückstände« an, die das Abwehrsystem zuletzt zum chaotischen »Vielfrontenkrieg« zwingen, bei dem bald nur noch das Schlimmste verhindert, aber die volle Gesundheit nicht mehr zurückgewonnen werden kann.

Medikamente unterdrücken oftmals nur die Symptome, heilen jedoch nicht: So häufen sich krankmachende Rückstände an

In diesen aussichtslosen Auseinandersetzungen kommt es früher oder später zur Erschöpfung und totalen Verwirrung des Immunsystems. Wir kommen,

Bei der Thymopause – etwa ab 40 – ist der Wirkstoff des Thymus erschöpft und die Abwehrkräfte des Körpers lassen nach

wie ich zu sagen pflege, in die Thymopause, vergleichbar der Menopause. Diese Thymopause ist die eigentliche Gesundheitskrise unseres Lebens. Wir beobachten sie heute immer häufiger schon um das 40. Lebensjahr: Die Thymusdrüse ist nach jahrzehntelanger Überforderung so stark verkümmert, daß sie nicht mehr in der Lage ist, Fehler im Immunsystem zu korrigieren. In zunehmendem Maße müssen deshalb Ablagerungen in den Gefäßen, Fehlentwicklungen bei der Zellteilung und sogar gefährliche Krankheitserreger geduldet werden. Die körpereigenen Abwehrkräfte besitzen weder Kraft und Entschlossenheit noch das nötige »Wissen«, im Körper für die gesunde Ordnung zu sorgen. Vielfach greifen sie sogar eigenes Gewebe und eigene Blutkörperchen an. Das ist der Augenblick, in dem so oft die chronischen Leiden ausbrechen, wie Rheuma, Bronchitis, Herz-Kreislauferkrankungen – und Krebs.

Das erste Symptom der beginnenden Thymopause kann aber auch eine Allergie sein: Das Abwehrsystem bekämpft unkontrolliert alles, was ihm begegnet.

Selbst so schlimme Leiden wie die Immunschwäche-Krankheit AIDS sind letztlich nur vor dem Hintergrund des bereits geschwächten Immunsystems zu verstehen. Die beste, wenn nicht sogar die einzige Prophylaxe kann nur in einem von jeder Irritation freien, stabilen Abwehrsystem bestehen. Deshalb müssen wir bei jeder Allergie, und wäre sie noch so unauffällig und scheinbar nichtig, umgehend um eine Stabilisierung und Regulierung des Immunsystems besorgt sein. Dabei kann es aber nicht genügen, sich abzuhärten und darum zu bemühen, daß die Abwehrkräfte wieder schlagkräftig werden. Viel wichtiger ist, daß sie ihre Unterscheidungsfähigkeit zurückge-

winnen; daß sie wieder lernen, harmlos von gefährlich, gesund von krank und fremd von eigen zu unterscheiden.
Wir müssen prophylaktisch dazu beitragen, daß die Thymopause zeitlich so weit wie möglich nach hinten geschoben wird. Sie darf keinesfalls, wie wir das heute so häufig beobachten, schon vor der Mitte des Lebens eintreten, weil wir damit den chronischen Leiden wehrlos gegenüberständen.

Die psychischen Ursachen der Allergien

Mögliche psychische Hintergründe für eine Allergie werden immer noch nicht unbedingt wahrgenommen

Viele Ärzte wollen noch immer nicht wahrhaben, daß es überhaupt psychische Hintergründe für eine Allergie gibt. Das ist wohl einer der Gründe dafür, weshalb es so selten gelingt, Allergien wirklich zu heilen.
Erinnern wir uns an das Beispiel der Allergie gegen Katzenhaare, die plötzlich nach Jahren des friedlichen Zusammenlebens auftritt. Warum beginnt ein menschlicher Organismus von einem Tag auf den anderen gegen eingeatmete Partikel der Haare oder der Hautschuppen des Tieres Antikörper zu bilden? Nach allem, was wir bisher erfahren haben, müßten wir folgende Möglichkeiten in Betracht ziehen: Vielleicht hat sich in oder an den Tier-Partikeln etwas so grundlegend verändert, daß sie der Körper nicht wiedererkennen kann. Es wäre also durchaus möglich, daß durch eine veränderte Ernährung, durch Umweltschadstoffe, vielleicht auch durch eine Krankheit der Katze ihre abgestoßenen Partikel anders geworden sind – zumindest vom Immunsystem des menschlichen Körpers anders gesehen werden.

Durch eine nicht auskurierte Erkältung wird man anfälliger für eine Allergie

Die zweite, näherliegende Möglichkeit: Es könnte sein, daß der menschliche Körper sich in einer unerkannten Notlage befindet, sich mit einem verborgenen Leiden, mit Ablagerungen oder sonstigen Belastungen herumschlägt, die das Immunsystem irritieren. Vielleicht wurde eine zurückliegende »Erkältung« nicht richtig auskuriert. Möglicherweise findet sich irgendwo im Körper, etwa unter einem toten Zahn, ein Eiterherd, der zur permanenten Belastung des Immunsystems geworden ist.

Die dritte Möglichkeit: Vielleicht wird die Katze im Gegensatz zu früher innerlich abgelehnt. Warum, muß man nicht unbedingt wissen. Und zweifellos gibt es auch Konfliktsituationen, die eine Ablehnung gegen den eigenen Willen und gegen starke Gefühle beinahe zwingend nahelegen.

Mit dem Kinderwunsch traten in Gegenwart der Katze Asthma-Anfälle auf

Ich erinnere mich an einen Fall, der typisch für viele ähnlich gelagerte Fälle stehen könnte: Frau Gabriele H. in Berlin besaß einen wunderschönen Angorakater, getigert, ein Prachttier, das sie über alles liebte. Sie wußte zwar, daß ihr Mann überhaupt nichts für Katzen übrig hatte, sondern ein großer Hundefreund war. Doch der Ehemann und der Kater respektierten einander. Es gab eigentlich keine Probleme. Nach drei Jahren Ehe wünschte Gabriele sich ein Baby. Doch noch bevor sie schwanger wurde, bekam sie aus heiterem Himmel Asthma-Anfälle, die sich mehr und mehr zur ernsthaften Krankheit steigerten. Die Ursache war bald gefunden: Katzenhaar-Allergie. »Sie müssen sich von Ihrem Kater trennen, sonst werden die Asthma-Anfälle von Tag zu Tag schlimmer«, warnte der Hausarzt. Schweren Herzens beugte sich Frau H. der Anordnung und gab ihre Katze weg. Die Asthma-Anfälle wurden schlagartig auch seltener und waren nicht mehr so heftig, aber ganz verschwanden sie nicht.

Frau H. kam einige Zeit später zu uns nach Obertal, um eine Heilfasten-Therapie durchzuführen. Im vorbereitenden Gespräch kamen wir auch auf ihr Asthma, ausgelöst durch die Katzenhaar-Allergie, zu sprechen. Frau Gabriele H. erzählte mir von ihrem Kinderwunsch und, wie so ganz nebenbei, auch davon, daß es doch ganz gut wäre, daß ein Baby bei ihr nun ohne jegliche Bedrohung durch ein Haustier aufwachsen könnte. »Schließlich«, so meinte sie, »sind Katzenhaare ja recht gefährlich für das Wachstum eines Kindes. Das habe ich in einem Medizinbeitrag gelesen. Und darin stand auch, daß es gefährliche Parasiten gibt, die von Haustieren auf Kinder übertragen werden können.«

Negative Einstellungen können allergische Reaktionen hervorrufen

Frau Gabriele H. ist eine sehr kluge und gebildete Frau. Noch während sie so mit mir sprach, wurden ihr selbst die Zusammenhänge klar: »Kann es sein, daß ich auf meine Katze allergisch zu reagieren begann, weil ich in ihr plötzlich eine Gefährdung für mein Kind sah?« fragte sie überrascht.

Ich konnte diese Annahme nur bestätigen. Den ersten Konflikt: Ablehnung des Katers durch den eigenen Mann, hatte Frau H. einigermaßen verkraftet, wenngleich vielleicht auch ihn schon nicht ganz unbeschadet. Beim zweiten, schärferen Konflikt: Bedrohung der Gesundheit des Kindes durch den geliebten Kater, war der Körper nicht mehr bereit, die oberflächliche Vertuschung hinzunehmen. Er wußte um den inneren Kampf zwischen Liebe und Ablehnung des Tieres – und gehorchte, wie das in solchen Fällen immer der Fall ist – der versteckten Wahrheit: Er schuf Antikörper gegen Katzenhaare.

Seelische Probleme sind oft die Ursache von Allergien

Ich weiß, diese Erklärung hört sich fast zu simpel an. Vielleicht wollen deshalb immer noch viele hervorragende Mediziner von solchen »Mechanismen« nichts wissen: Fängt man erst einmal an, die »Seele« in die Heilkunst miteinzubeziehen, dann wird die Medizin ihrer Meinung nach zum gefährlichen Seiltanz: Wo sollte man anfangen, wo aufhören?

Wer aber psychische Ursachen nicht in Betracht ziehen will, der wird in vielen, vielleicht sogar den meisten Fällen nicht zum Kern der gesundheitlichen Störung vordringen können.

Allergien sind Reaktionen – vergleichbar der Übelkeit und dem Erbrechen. Wer wüßte nicht, daß der bloße Anblick oder auch der Duft einer widerlichen Speise oder einer ekelhaften Sache genügen kann, Übelkeit und Erbrechen auszulösen? Ganz sicher sind ähnliche psychische »Auslöser« bei vielen Hausstaub-Zigarettenrauch-Allergien gegeben: Eine Frau haßt den Zigarettenrauch, mit dem ihr Mann die Wohnung erfüllt, und den gelblichen Belag, der sich auf Vorhängen und Wänden ablagert. Gleichzeitig fürchtet sie, von den gefährlichen Substanzen im Zigarettenrauch Bronchialkrebs zu bekommen. Doch sie liebt ihren Mann und möchte ihm das Vergnügen nicht wegnehmen. Sie fürchtet, ihn zu kränken, wenn sie ihn bittet, mit dem Rauchen aufzuhören. Also schweigt sie – nach außen hin gelassen und ruhig. Doch sie beginnt, ohne daß ihr die Zusammenhänge bewußt sind, zu husten, zu schnupfen. Ihr Körper bildet Antikörper gegen den verhaßten Rauch.

Oft bilden sich Allergien in Folge unbewußter Zusammenhänge

Wir kommen in diesem Zusammenhang nicht umhin, uns zu fragen, ob nicht die berechtigte Angst vor verschmutzter Luft, vor belasteten, vergifteten und verstrahlten Lebensmitteln einer der Hintergründe für die starke Zunahme der Allergien ist. Wir haben inzwischen begriffen, daß es heute kaum mehr eine Möglichkeit gibt, Schadstoffen in der Atemluft und im Essen auszuweichen. In einer Zeit, in der die Wälder am Regen, die Robben am verschmutzten Meerwasser sterben, die Fische im Rhein nach einer Umweltkatastrophe in wenigen Tagen ausgerottet werden, wir erfahren müssen, daß Kälber mit gefährlichen Hormonen und Medikamenten aufgezogen werden, dürfen wir uns keinen Illusionen mehr hingeben: Unsere Umwelt ist gründlich verdorben. Deshalb bleibt nur die vage Hoffnung: Vielleicht ist alles doch nicht ganz so schlimm. Möglicherweise schafft es der menschliche Körper, Schadstoffe und Gifte zu bewältigen.

Es gibt kaum eine Möglichkeit, Schadstoffen im Essen und in der Atemluft auszuweichen

Insgeheim wissen wir aber, daß diese Hoffnung trügerisch ist. Was heute die Bäume in der freien Natur nicht mehr bewältigen, das wird morgen auch unser Körper nicht mehr schaffen. So denken und empfinden wir doch alle. Ist es da ein Wunder, wenn unser Organismus die Befürchtungen ernst nimmt und anfängt, Antikörper gegen immer zahlreichere Substanzen in der Umwelt zu bilden?

Nicht zuletzt dieser Hintergrund – wir werden darauf ausführlich zu sprechen kommen – macht das Heilfasten in unseren Tagen so wertvoll: Der Körper, der für zwei, drei Wochen von großen Nahrungsmengen und damit auch von allen Nahrungsmittel-Zusätzen entlastet wird und der wenigstens für kurze Zeit einmal keine Angst vor Schädlichem haben muß, kann sich tatsächlich optimal regenerieren.

Heilfasten befreit den Körper von schädlichen Wirkstoffen

Daneben aber brauchen wir eine neue Zuversicht. Die Angst, ob berechtigt oder unberechtigt, kann so oder so nichts ändern. Sie macht nur zusätzlich krank.

Es lohnt sich, sich für eine gesündere Welt einzusetzen

Also müssen wir sie ablegen, gleichzeitig aber unseren Teil, jeder auf seine Weise, dazu beitragen, daß die Umweltgefahren herabgesetzt werden. Wir werden noch darauf zurückkommen: Es gibt Möglichkeiten, den bedrohlichsten Gefahren auszuweichen. Jeder Einsatz für eine gesündere Welt ist besser als das ängstliche Geschehenlassen und Hinnehmen.

Es gibt in diesem Zusammenhang eine ganz wichtige wissenschaftliche Beobachtung, die man kennen muß, um Allergien und die dabei eine Rolle spielenden psychischen Faktoren richtig einzuordnen: Die normalen Antigen-Antikörper-Reaktionen sind rein biochemische Vorgänge: Hat man eine Blutprobe mit Antikörpern und gibt man im Reagenzglas Antigene hinzu, dann findet augenblicklich die Reaktion statt: Die beiden binden sich aneinander. Solche Reaktionen außerhalb des Körpers sind bei Allergenen nicht möglich. Bei Allergien funktioniert die Antigen-Antikörper-Reaktion nur, wenn zumindest ein Stück abnorm reagierendes Gewebe, ein ganzes Organ, oder noch besser der ganze allergisch reagierende Körper mitbeteiligt ist. Ganz offensichtlich spielt das Nervensystem bei der Auslösung der Reaktion eine wichtige Rolle.

Die Psychoneuroimmunologie – eine neue Dimension in der Medizin

Nun wird auch verständlich, warum es seit kurzem einen neuen Wissenschaftszweig gibt, der sich Psychoneuroimmunologie nennt, und warum man das Immunsystem als das sechste Sinnesorgan bezeichnet: Die Abwehrkräfte unseres Körpers funktionieren nicht rein mechanisch wie chemische oder physikalische Prozesse.

Das Immunsystem ist den Steuerimpulsen des vegetativen Nervensystems unterworfen. Dieses Nervensystem funktioniert weitgehend unabhängig von unseren Willensentscheidungen. Wie von selbst paßt sich der Herzschlag dem momentan nötigen Sauerstoffbedarf an, wird die Atmung, ob wir es wollen oder nicht, je nach Notwendigkeit heftiger und tiefer oder flacher und langsamer. Und doch können kleinste emotionale Regungen diese Autonomie ausschalten. Bei Aufregungen klopft das Herz heftiger, bei großer Angst kann es wie gelähmt fast stehenbleiben. Angst vermag nicht nur Durchfall und Magengeschwüre zu verursachen – sie lähmt gegebenenfalls auch das Immunsystem – oder verleitet es zu falschen Reaktionen. Ein einziger falscher Gedanke kann in den Steuermechanismus des Immunsystems eingreifen und zu Fehlern führen. Daran gibt es heute keinen Zweifel mehr. So wie Abneigungen Übelkeit und Erbrechen auslösen können, so können sie auch das Immunsystem zu Reaktionen veranlassen.

Angst lähmt das Immunsystem

Allergien sind zweifellos solche Reaktionen – falsche Reaktionen. Wenn das aber so ist, dann gibt es nur eine Möglichkeit, das Immunsystem zu gesunden, richtigen Reaktionen zurückzuführen und somit die Allergien aus der Welt zu schaffen: eben zu einer gesunden Lebenseinstellung zu finden.

Diese Einsicht ist besonders wichtig als ein Faktor für eine wirksame Allergie-Prophylaxe: Wir müssen unsere Ängste besiegen, dafür sorgen, daß unser Körper keine Antworten geben muß, die wir selbst in Konfliktsituationen verdrängen. Wer den Zigarettenrauch nicht ausstehen kann oder gar Angst davor hat, der muß es offen aussprechen und seine Umgebung drängen, dem blauen Dunst zu entsagen, sonst wird er früher oder später zum Allergiker. Unsere Körperreaktionen werden vom inneren Denken und Fühlen mitbeeinflußt, nicht von dem äußeren So-tun-als-ob!

Gesundsein beginnt im Kopf – der Körper reagiert auf das Denken

Der Glaube versetzt Berge und hilft beim Gesundwerden

Nehmen wir uns doch ein Beispiel an den sogenannten Placebo-Wirkungen: Gibt man einem Patienten ein Scheinmedikament, ein sogenanntes Placebo, das keinerlei Wirkstoff enthält, und glaubt der Patient, er bekäme ein ganz neues, hochwirksames Heilmittel, mit dem er geheilt werden kann, dann wirkt dieses Placebo in sehr vielen Fällen überraschend gut. Der Glaube, das Vertrauen in das Wort des Arztes und die Erwartung der Hilfe machen das »Wunder« möglich.

Allergien könnte man direkt als Antiplacebo-Auswirkung bezeichnen: Die Angst, etwas könnte schaden, die Erwartung einer üblen Auswirkung führt zum Gegenteil des »Wunders«, zur falschen, krankmachenden Reaktion des Immunsystems.

Oder fragen wir uns: Was passiert eigentlich bei der Einnahme homöopathischer Medikamente? Viele Ärzte lehnen sie ab, weil nachgewiesenermaßen ab einer bestimmten Verdünnung (Potenz) nicht ein einziges Molekül der ursprünglichen Essenz mehr in der Arznei vorhanden ist. Doch homöopathische Heilmittel können helfen – diesmal nicht aufgrund einer Placebo-Wirkung. Längst gibt es auch die Homöopathie in der Tiermedizin. Und Tiere können sich eine Wirkung nicht nur einbilden. Sie können nicht an eine Wirkung glauben.

Allergien sind die Antwort auf eine falsche Information

Bei den homöopathischen Heilmitteln, so könnte man es formulieren, bekommt der Organismus keine materielle Hilfe, keinen Wirkstoff, sondern eine Information, gewissermaßen den Schlüssel zur richtigen Antwort, so daß er den verschlossenen Zugang zu seinem seit Jahrtausenden gespeicherten Erfahrungsschatz öffnen kann. Allergien, so könnte man wieder sagen, sind die Antwort auf eine falsche Information. Heilung ist mehr, viel mehr als nur das Verabreichen eines »Gegenmittels«. Glücklicherweise sind wir heute dabei, das einzusehen.

Allergien der Atemwege

Wenden wir uns nun den verschiedenen Arten der Allergien zu. Wie schon erwähnt, können Allergene über die Atemwege in die Luftwege des Körpers gelangen, mit der Nahrung aufgenommen werden oder auch nur durch Berührung an Haut und Schleimhäute geraten.

Der klassische Fall einer Allergie über die Atemwege ist der Heuschnupfen oder das Heufieber, wie man auch sagt. Mit dem Heu hat er aber nichts zu tun. Er wird von den Blütenpollen ausgelöst, wobei die Betroffenen meistens auf eine ganz bestimmte Pollenart allergisch reagieren. In der Regel sind es Pollen von Gräsern und Getreide, seltener der Baumblüte.

Die Anlage zum Heuschnupfen ist meistens vererbt

Die Anlage zum Heuschnupfen ist fast immer ererbt. Im Gegensatz zu vielen anderen Allergien braucht man also nicht zu befürchten, man könnte plötzlich einen Heuschnupfen bekommen. Entweder man hat ihn schon von Kind an, oder man ist dagegen gefeit. Wenn ein Elternteil unter dem Heuschnupfen leidet, ist das Risiko, ihn auch zu bekommen, bereits ziemlich groß. Haben beide Eltern den Heuschnupfen, dann ist bei den Kindern die Anlage nahezu immer auch gegeben. Das heißt nun allerdings nicht, daß sie den Heuschnupfen auch unbedingt bekommen müssen. Ich bin fast sicher, daß neben der Anlage auch beim Heuschnupfen als »Auslöser« eine zusätzliche

Schwächung oder Irritation des Immunsystems hinzukommen muß.

Die Natur ist verschwenderisch. Während der Baumblüte ist die Luft oft so sehr mit Pollen angefüllt, daß Milliarden von ihnen auf einen Kubikmeter kommen. Und es muß gar kein blühender Baum in der Nähe sein: Die Pollen sind trotzdem da, denn sie werden vom Wind bis zu hundert Kilometer weit getragen. Deshalb flüchten Menschen mit einem Heuschnupfen in der kritischen Zeit gerne auf die Insel Helgoland weit draußen im Meer oder hinauf ins Hochgebirge. Das kann die Begegnung mit dem Pollen-Allergen verhindern – die Anlage zur falschen Immunanlage bleibt allerdings bestehen.

Das Fatale bei einer Pollen-Allergie ist: Auch wenn kein Baum in der Nähe ist, kann man Heuschnupfen bekommen

Die schlimmste Zeit in unserer Heimat sind Mai und Juni. Manche Allergiker bekommen ihren Heuschnupfen aber auch schon im März. Vielleicht muß man noch erwähnen, daß sich nicht jede Pollen-Allergie als Heuschnupfen äußert. Manche Menschen bekommen auf das Einatmen von Blütenpollen hin auch Asthma-Anfälle, andere eine Art Nesselsucht.

Darauf sollten Eltern, die unter einem Heuschnupfen leiden, unbedingt achten: Vielleicht freuen Sie sich, daß Ihre Kinder von diesem Leiden verschont blieben. Doch es ist durchaus möglich und sogar wahrscheinlich, daß auch sie Allergiker sind, jedoch nicht auf Pollen, sondern auf andere Substanzen allergisch reagieren, daß sie in der Blütezeit keinen Schnupfen bekommen, dafür aber auf Farbstoffe in Süßwaren oder auf Milchprodukte stark aggressiv oder depressiv oder mit leichtem Fieber reagieren.

Der Heuschnupfen ist die bekannteste Allergie der Atemwege – aber keineswegs die häufigste. Neueste Untersuchungen haben das ergeben und selbst

Experten überrascht: Fast ein Drittel aller Allergien der Atemwege werden von Schimmelpilz-Sporen verursacht. Diese Allergien sind schlimmer als der Heuschnupfen, weil sich die Schimmelpilze nahezu überall finden: in feuchten Wohnungen, in Nahrungsmitteln, gesammelt und konzentriert auch in Klimaanlagen, und das das ganze Jahr über, nicht etwa nur zur Blütezeit.

Die Sporen der Schimmelpilze sind ebenfalls sehr winzig und leicht und werden vom Wind weit davongetragen. Deshalb können sie praktisch überall und jederzeit in unsere Atemwege gelangen. Beim disponierten Allergiker lösen sie einen Dauerschnupfen aus. Im schlimmsten Fall, vor allem bei Bauern und Botanikern, die viel mit getrockneten Gräsern, mit Getreide und Kräutern zu tun haben, kann es durch bestimmte Pilze zur gefürchteten »Farmerlunge« kommen. Sie zeigt besonders deutlich, daß Allergien keine unbedeutende Kleinigkeit sind, die man vernachlässigen könnte. Denn sie ist verbunden mit Fieber, Muskelschmerzen, Atembeschwerden, Husten, rheumaartigen Schmerzen in den Gelenken und Kreuzschmerzen. Wer sich in klimatisierten Räumen leicht »erkältet«, der sollte immer zuerst an eine Schimmelpilz-Allergie denken!

Die »unsichtbaren Feinde« der Allergiker sind die Schimmelpilz-Sporen: Sie sind überall und können jederzeit in die Atemwege gelangen

Bei der industriellen Aufbereitung von Nahrungsmitteln werden häufig gewisse Wirkstoffe von Schimmelpilzen, nämlich entsprechende Enzyme, eingesetzt. Das trifft beispielsweise bei der Herstellung von Kartoffelmehl, bei manchen Marmeladen und Obstsäften zu. Zwar entfernt man am Ende des Herstellungsprozesses diese Schimmelpilz-Stoffe wieder, doch das gelingt niemals restlos. Bei jeder Allergie reichen aber stets kleinste Mengen aus, allergische

Reaktionen zu provozieren! Wer an einer Schimmelpilz-Allergie leidet, der sollte deshalb auch die entsprechenden Nahrungsmittel, die Spuren davon enthalten könnten, meiden.

Fast so häufig wie der Heuschnupfen (zwölf Prozent aller Allergien) ist die Hausstauballergie. Acht Prozent aller Allergiker sind davon betroffen.

Hausstaubmilben sind so klein, daß man sie mit bloßem Auge nicht sehen kann

Die Hausstauballergie ist in den meisten Fällen ebenfalls ein Dauerschnupfen, wobei häufig auch die Augen tränen und sich röten. Hausstaub besteht aus Ausscheidungen von Milben (siehe auch Seite 158) sowie aus vielerlei Mineralstoffen, metallischen und organischen Stoffen von Menschen, Tieren und Pflanzen. Die häufigsten Allergene im Hausstaub dürften wiederum winzige Schuppen-Partikel, Schimmelpilz-Sporen, Teilchen von Pflanzen und Rückstände von Putz- und Reinigungsmitteln sein. Den eigentlichen »Übeltäter« zu finden, ist meistens außerordentlich schwierig.

Auch eine Haus-staub-Allergie kann psychische Ursachen haben

Dem Hausstaub kann man auch mit gründlichster Sauberkeit nicht ausweichen. Glücklicherweise gibt es mittlerweile Neuheiten, die ihnen das Leben daheim erleichtern, wie staubdichte Bettbezüge und Feinstaubfilter für den Staubsauger. Allerdings muß man auch hier wieder bedenken: Viele Allergiker gegen Hausstaub werden nur im eigenen Heim krank. Sie leben relativ beschwerdefrei – bis sie zu Hause über die Schwelle treten. In solchen Fällen ist nicht auszuschließen, daß die »häusliche Atmosphäre« mit Zank, Unfriede, gegenseitigen Herabsetzungen den wahren Hintergrund bildet.

Sehr viel häufiger als der Heuschnupfen sind Allergien gegen tierische Partikel. Man spricht gewöhnlich von der Katzen- oder Hundehaar-Allergie. Doch in der Regel sind es nicht die Haarteilchen, die man einatmet und die der Körper »bekriegt«, sondern Hautschuppen und Speichelschuppen. Vor allem Katzen, die sich unentwegt putzen, dabei den Speichel auf das ganze Fell legen, bereiten sehr oft asthmatische Beschwerden. Der Speichel trocknet auf dem Fell und fällt dann in winzigen Schuppen ab.

Nicht die Katzenhaare machen krank, sondern die Haut- und Speichelschuppen der Katze

Interessant ist die Beobachtung, daß solche Allergien häufig nur gegenüber einzelnen Tieren oder Tierarten bestehen. Es gibt Allergiker, die nicht in die Nähe einer gewöhnlichen Hauskatze kommen dürfen, ohne sofort zu niesen und zu schnupfen, dagegen keinerlei Reaktionen bei einer Angorakatze oder einer Perserkatze zeigen. Dasselbe findet sich auch umgekehrt: Manch einer mußte schon eine Perserkatze weggeben und lebt nun zusammen mit einer gewöhnlichen Hauskatze, ohne daß sich die geringsten Anzeichen einer Allergie zeigen. Ähnliches gilt bei Hunde-Allergien. Es gibt Menschen, die keinen Dackel, dagegen völlig unbeschadet einen Schäferhund ertragen. Katze ist also im Hinblick auf eine Allergie nicht gleich Katze und Hund nicht gleich Hund. Wer allergisch auf ein Tier reagiert, kann durchaus auf ein anderes Tier der gleichen Gattung ausweichen.

Katze ist, Allergie betreffend, nicht gleich Katze und Hund nicht gleich Hund

Hier darf man nicht unerwähnt lassen, daß viele Allergien – wahrscheinlich sehr viel mehr, als wir annehmen – durch Tierchen ausgelöst werden, denen wir normalerweise kaum Beachtung schenken: Küchenschaben, Silberfischchen, Läuse und vor allem Milben.

Schließlich gibt es Allergien gegen Daunen und Federn in Kissen und Polstermöbeln – ebenso wie gegen das Gefieder lebender Papageien, Wellensittiche und Kanarienvögel. Wenn man sich neue Möbel oder Betten angeschafft hat und alsbald unter »Erkältungen«, Kopfschmerzen, Erschöpfungszuständen zu leiden beginnt, sollte man unbedingt eine derartige Allergie in Betracht ziehen. Gewißheit bekommt man, wenn man die neuen Anschaffungen einige Zeit meidet, um zu sehen, ob sich die Beschwerden damit verlieren.

Immer häufiger reagieren Menschen auch auf Wasch- und Reinigungsmittel allergisch

Eine »Errungenschaft« unserer Tage sind die Allergien gegen chemische Zusätze in Wasch- und Reinigungsmitteln. Kleinste Teile der Pulver und Gase der Lösungsmittel werden oft in größeren Mengen eingeatmet – auch von Familienmitgliedern, die nicht direkt mit den Waschmitteln in Berührung kommen. Wenn beispielsweise die Bettwäsche nach dem Waschen ungenügend gespült wird, können sich Reste der Waschmittel noch in Bettbezügen und Leintüchern befinden, die nachts dann eingeatmet werden und Schnupfen, Husten oder Kopfschmerzen auslösen. Wer morgens schlecht ausgeschlafen ist oder mit heftigen Kopfschmerzen aufwacht, der muß auch an eine solche allergische Reaktion denken.

Nahrungsmittel-Allergien

Die meisten Allergene, die durch Mund und Speiseröhre in unseren Körper gelangen, nehmen wir mit unserer täglichen Nahrung auf. Die Allergien, die dabei entstehen können, sind in ihren Auswirkungen wesentlich vielgestaltiger und schwerer zu identifizieren als die Atemwegs-Allergien. Wer denkt bei einer unerklärlichen Müdigkeit, bei Kreislaufbeschwerden, bei Magen-Darmstörungen, bei einer Migräne schon daran, sein Körper könnte auf eine Speise – oder einen Speisenzusatz – allergisch reagieren?

Altbewährte Hilfe liefert die Rinde des Okoubaka-aubrevillei-Baumes aus den Urwäldern Westafrikas bei Vergiftungen und Nahrungsmittelunverträglichkeiten. Okoubarell® ist das entsprechende neuzeitliche homöopathische Arzneimittel zur schonenden Vorbeugung und Therapie. Seine außergewöhnlich gute Wirksamkeit hat Okoubarell® (rezeptfrei in der Apotheke) bei Allergien und Nahrungsmittelunverträglichkeiten vielfach bewiesen. Aber auch gegen Belastungen durch Zusatz- und Schadstoffe sowie Arzneien wirkt dieses homöopathische Mittel.

Bei Vergiftungen und Nahrungsmittelunverträglichkeiten hilft die Rinde des Okoubaka-aubrevillei-Baumes

Unbehandelt verstärken sich die Unverträglichkeits-Symptome. In Einzelfällen können sie sogar zu Atemnot und Kreislaufkollaps führen, die dann notfallmäßig therapiert werden müssen. Deswegen empfiehlt sich schon im Vorfeld eine unterstützende Behandlung mit Okoubarell®, die oft auch mit der Gabe von Desarell® (siehe Seite 132) kombiniert wird. Außerdem ist eine gezielte und optimale Substitution von Vitaminen und Mineralstoffen angezeigt: Vitamin C als Askorell® zum schnelleren Histaminabbau, Vitamin E als Tocorell® zur Reduzierung allergieauslösender Botenstoffe und Magnesium als Magnorell® zur Stabilisierung der Mastzellen. Auf diese Weise können die überschießend allergischen Reaktionen gemindert und in vielen Fällen sogar behoben werden.

In der Regel ist es doch so: Tritt unmittelbar nach dem Essen, oder einige Stunden später, eine Störung auf, dann nimmt man an, man hätte zuviel, etwas Falsches oder gar etwas Verdorbenes verzehrt. Diese Annahme scheint berechtigt, da dieselben Speisen, als man sie das letztemal zu sich nahm oder auch bisher stets keinerlei nachteilige Folgen hatten.

Unmittelbar nach der Nahrungsaufnahme können allergische Symptome auftreten

Speziell Nahrungsmittel-Allergien »schleichen« sich häufig ein: Die ersten Reaktionen sind vielleicht kaum spürbar. Erst nach und nach werden sie heftiger. Und erst dann kann man Beobachtungen sammeln, die schließlich auf ein bestimmtes Nahrungsmittel, einen Nahrungsstoff oder einen Lebensmittelzusatz schließen lassen. Nicht zuletzt deswegen, weil es so schwierig ist, die Zusammenhänge herzustellen, weil jeder Mensch anders reagiert und wir immer noch so wenig über Nahrungsmittel-Allergien wissen, werden die meisten Allergien wohl überhaupt nicht als solche erkannt.

Hinter der Depression verbarg sich eine Allergie

Da plagt sich eine Frau beispielsweise über viele Jahre mit schlimmsten Depressionen ab. Man gibt ihr dämpfende Medikamente, und niemand ahnt, daß sie völlig gesund und heiter gestimmt sein könnte, würde sie auf tierisches Eiweiß, auf Mehlprodukte oder auf Speisen mit bestimmten Quellstoffen verzichten.

Wenn ich hier drei mögliche Allergene nenne, dann nicht, weil diese drei besonders häufig anzutreffen wären, sondern weil sie zu den »klassischen« Allergien gehören, die es immer schon gegeben hat.

Zugleich muß ich an das Experiment mit dem Kampfer-Gas erinnern: Immunologen der US-Universität von Alabama in Birmingham haben Versuchstiere drei Stunden lang mit einer völlig harmlosen Kampferwolke bestäubt. Kampfer deshalb, weil er sehr auffällig und unangenehm riecht. Die Bluttests zeigten, daß das Immunsystem der Tiere darauf überhaupt nicht reagierte.

Nun wiederholte man den Vorgang, setzte der Kampferwolke aber ein Medikament bei, von dem man wußte, daß es die Bildung weißer Blutkörper-

chen anregt. Die Versuchstiere reagierten erneut wie erwartet: Das Immunsystem gab Großalarm. Die Zahl der weißen Blutkörperchen schnellte in die Höhe.
Interessant wurde der Versuch im dritten Stadium. Nachdem der Organismus auf einige Wiederholungen der Bestäubung mit Kampfer plus Medikament jedesmal mit dem Alarm der Abwehrkräfte reagiert hatte, ließ man nun das Medikament wieder weg. Die Tiere wurden also nur der reinen Kampferwolke ausgesetzt. Eigentlich hätte nun jeder Alarm wieder ausbleiben müssen, weil ja keinerlei »Gefahr« gegeben war. Doch nun löste der intensive Kampfer-Geruch, der in der Erinnerung der Tiere mit Gefahr verbunden war, weiterhin den Alarm aus.

Das Gehirn schlägt Alarm

Es war also die Erinnerung, der Kopf, das Gehirn, das den Alarm gab, nicht das eingeschnupperte Gas.
Das bedeutet in unserem Fall: Allergien brauchen nicht unbedingt und in jedem Fall ein Antigen oder Allergen. Es kann genügen, daß dieses Antigen früher einmal gegeben war, gekoppelt an einen unverwechselbaren Geruch, Geschmack, vielleicht sogar ein bedrückendes Ereignis, das zufällig mit dem Essen zusammenfiel. Schon reagiert das Immunsystem nun allein beim entsprechenden Geruch, beim Geschmack oder in der vergleichbaren Situation.

Unangenehme Erinnerungen sind oftmals der Auslöser für eine Allergie

Wir müssen also damit rechnen, daß eine allergische Reaktion gar nicht der Vanille gilt, nach deren Genuß wir den Hautausschlag bekommen, sondern etwa einem Zusatz, der früher einmal beigefügt war. Vielleicht ist mit dem Genuß von Vanille aber auch nur eine sehr unangenehme oder peinliche Erinnerung verbunden, so daß der Körper ihretwegen die Speise ablehnt.
Die kleine Dorothea beispielsweise bekam nach

einem Verkehrsunfall, der mehrere Knochenbrüche und sehr schmerzhafte Prellungen und Quetschungen zur Folge hatte, im Krankenhaus unter anderem Traubenzuckerinfusionen. Nachdem sie wieder zu Hause war, reagierte sie plötzlich allergisch auf nahezu alle Mehlprodukte. Eine Allergie, die sich niemand erklären konnte. Der Spürsinn des Kinderarztes deckte den Zusammenhang auf: Der Traubenzucker der Infusionen war aus Getreide hergestellt worden. Mit der intravenösen Ernährung waren schlimme Schmerzen verbunden, an die der Körper beim Verzehr von Mehlprodukten jedesmal erinnert wurde.

Erkrankungs-Schemen sind kompliziert

Man ersieht aus solchen Beispielen, wie kompliziert das Erkrankungs-Schema sein kann – und wie mühevoll entsprechend der Versuch, das Immunsystem von seinem Fehler zu befreien.

Um noch ein typisches, weitverbreitetes Beispiel zu erwähnen: Immer mehr Menschen werden heute von quälenden Kopfschmerzen geplagt, die sich schon bei geringfügigen Wetterveränderungen, in Streßzuständen, bei Ärger oder bei Verdauungsbeschwerden zeigen. An die Möglichkeit einer Allergie denkt kaum einer. In dieser Situation nimmt man gewöhnlich eine Schmerztablette. Für viele ist der Griff zur Tablette bereits Gewohnheit geworden – und längst ist damit zur alten Allergie eine neue hinzugekommen: Kopfschmerzen, weil der Körper auf die Schmerztabletten allergisch reagiert. In diesem Fall kann man die zweite, durch Tabletten erworbene Allergie nur loswerden – und sich damit weitgehend von den Kopfschmerzen befreien – indem man die Tabletten rigoros absetzt.

Der Körper kann sogar Medikamenten-Wirkungen ins Gegenteil verkehren

Das ist schon überaus erstaunlich: Mit seinen Reaktionen kann der Körper sogar Medikamenten-

Wirkungen ins Gegenteil verkehren – eine Erscheinung, die gerade bei Beruhigungsmitteln nicht selten beobachtet wird.

Für die Ernährung im Hinblick auf eine mögliche Nahrungsmittel-Allergie bedeutet das vor allem: Es gilt unbedingt, jede einseitige Ernährung zu vermeiden. Auch die gesündeste Speise kann, wird sie im Übermaß und auf eintönige Weise verzehrt, zum Überdruß führen – und damit eines Tages vom Körper abgelehnt werden. Viele Menschen kennen das aus eigenem Erleben: Ihre Eltern haben sie früher gezwungen, bestimmte Speisen, etwa Spinat oder Zwiebeln oder Tomatensuppe, immer wieder zu essen – und zwar bis auf den letzten Löffel. Nun wird ihnen heute allein beim Anblick dieser Speisen oder bei ihrem Geruch schon übel. Wo die »Seele« nein sagt, ist der Körper sehr schnell bei der Hand, Antikörper herzustellen! Man kann sich allerdings auch in älteren Jahren noch regelrecht an einer Speise – etwa an Sahne – so überessen, daß sie fortan abgelehnt wird – von »Seele« und Körper gleichermaßen.

Der Gesundheit zuliebe einseitige Ernährung vermeiden

Wenn Handeln und Denken sich widersprechen, reagiert der Körper

Einen zweiten und sehr wichtigen Punkt gibt es bei der Ernährung zu beachten: Der Trend moderner Ernährung heißt: Verspeisen Sie möglichst viel »lebendige« Nahrung, also Nahrungsprodukte, die frisch geerntet und nicht gekocht, nicht erhitzt, nicht pasteurisiert, nicht sterilisiert wurden. Diese Rückführung zu natürlichen Nahrungsmitteln ist sicherlich richtig. Wenn heute vor allem junge Menschen biologisch angebauten Weizen selber schroten und somit die ganzen Körner ohne jeden Auszug, ohne Bleichung, ohne Absonderung der Schalen verzehren, dann ist das zweifellos gesund – solange auch diese Ernährung ohne Übertreibung durchgeführt wird.

Gekochte Nahrungsmittel sind für Allergiker oft besser verträglich

Die Umstellung der bisherigen Ernährung von einem Tag auf den anderen auf eine vollwertige Kost kann bei empfindlichen Menschen zu Beschwerden in Magen und Darm führen. Diese sind zu vermeiden, indem die Speisekarte allmählich geändert wird, so daß sich der Körper Schritt um Schritt an die neue Essensweise gewöhnen kann. Gut zu wissen ist in diesem Zusammenhang auch, daß für viele Allergiker gekochte Nahrungsmittel besser verträglich sind.
Die eigentlichen Allergie-Auslöser heute sind aber sicherlich die über 3000 Zusatzstoffe in und an unseren Nahrungsmitteln. Fleischwaren werden Nitrite zugefügt, damit sie wunderschön frisch wirken und an der Luft nicht ausbleichen. Andere Nahrungsmittel werden gefärbt, damit sie »lecker« aussehen. Man versetzt sie mit Konservierungsstoffen, die eine längere Haltbarkeit garantieren. Man hüllt sie in Verpackungen, die gefährliche Substanzen abgeben. Und so weiter. Die Liste könnte beinahe endlos fortgesetzt werden.
Es wäre nicht unbedingt richtig, wollte man den Nahrungsmittel-Herstellern allein die Schuld zuschieben. Sie sind heute gezwungen, ihre Produkte zu schönen und haltbar zu machen, weil sie sonst kein Kunde mehr kaufen würde. Sie sind auch verantwortlich dafür, daß Lebensmittelvergiftungen verhindert werden, für die man sie sonst haftbar machen würde. Wir haben heute schon fast vergessen, wie viele Menschen in früheren Zeiten etwa an Botulismus (Fleisch- und Fischvergiftungen durch einen Krankheitserreger) schwer erkrankt oder gar gestorben sind. Die Zeiten liegen noch nicht weit zurück.

Es gab auch Zeiten, da sind Menschen an einer Fleisch- und Fischvergiftung gestorben

Allerdings: Auf die meisten Lebensmittelzusätze könnten wir gut und gerne verzichten. Es genügt nicht, daß das Lebensmittelgesetz die Waren kennzeichnet, wenn sie Fremdstoffe enthalten. Der Kunde kann mit den Bezeichnungen doch nichts anfangen. Vor allem sagt ihm niemand, daß sie ihn krank machen können. Und genau das sollte vermerkt sein: »Vorsicht, diese Süßwaren können Allergien auslösen!« Ferner müßte der Verbraucher erfahren, wie diese Allergien aussehen könnten: »Unter Umständen reagieren Sie darauf mit Depressionen – oder mit Aggressionen. Vielleicht bekommen Sie Kopfschmerzen ... !«

Auf das falsche Nahrungsmittel kann man beispielsweise mit Kopfschmerzen oder sogar mit Depressionen reagieren

Als Grundregel einer gesunden Ernährung könnte gelten – und zwar unabhängig, ob man von einer eigenen Allergie weiß oder nicht: Was immer man verzehrt, was immer man besonders gerne verspeist: In regelmäßigen Abständen sollte für wenigstens drei Wochen lang auch und gerade auf die Lieblingsspeise verzichtet werden. Also: Falls Sie besonders gerne Spaghetti essen, dann legen Sie wenigstens drei- oder viermal im Jahr eine Pause ein. Ersetzen Sie die Spaghetti nun aber nicht durch andere Teigwaren, sondern ernähren Sie sich in dieser Zeit möglichst mit andersartigen Speisen, also etwa mit Kartoffeln oder Reis. Eine spezielle »Rotations-Diät« gegen Nahrungsmittel-Allergie ist ab Seite 134 genau beschrieben.

Halten Sie sich an die bewährte alte Regel, wenigstens an einem Tag der Woche keine Fleischspeisen, vor allem keine Wurst, zu essen. Und machen Sie auch hier zwei- oder dreimal pro Jahr die Probe: Leben Sie einige Wochen rein vegetarisch, also auch ohne Eier und Milchprodukte. Solche »Aussparungen« können für den Körper eine ganz enorme Entlastung bedeuten und ihn davor bewahren, mit großen Anstrengungen eine Allergie aufzubauen.

Kontakt-Allergien

Allein durch eine Berührung kann eine Allergie ausgelöst werden

Sollten wir uns jemals eingebildet haben, wir lebten praktisch unangreifbar in dieser Welt, dann zeigen uns die Kontakt-Allergien, wie ungemein sensibel wir auf alles, was uns auch nur berührt, reagieren. Die fremden Stoffe müssen weder durch die Atemwege noch durch die Verdauungsgänge in unseren Körper gelangen. Oft genügt ein leichtes Berühren, schon – und zwar nicht selten sekundenschnell – gibt unser Abwehrsystem seine Antwort. Solange das Immunsystem intakt ist, verspüren wir nichts von dieser Antwort. Reagiert es jedoch falsch, dann kann seine Antwort sehr unangenehm ausfallen. Nicht nur Hautentzündungen, Bläschen, Pickel, Nesselsucht und dergleichen können die Folge sein, sondern auch Schnupfen, Asthma, nervliche Störungen und vieles mehr.

Bei manchen Menschen geht die Ablehnung von Eiern, Spargel oder Knoblauch so weit, daß sie schon einen Hautausschlag bekommen, wenn sie nur Eierschalen in die Hand nehmen, wenn sie Spargel schälen (Spargelkrätze) oder Knoblauch riechen. Andere reagieren auf solche Kontakte mit Kopfschmerzen oder großer Nervosität. Die wenigsten kennen die Zusammenhänge.

Sehr häufig sind kosmetische Präparate die Ursache für eine Allergie

Kontakt-Allergien von Lebensmitteln her sind allerdings relativ selten. Weit häufiger sind heute Allergien, die von kosmetischen Präparaten, von Cremes, Gesichtswassern, Lippenstiften, Hautreinigungsmitteln ausgelöst werden. Längst wissen Millionen Frauen, daß sie bestimmte Präparate nicht verwenden dürfen, weil sie Bestandteile enthalten, auf die ihre Haut allergisch reagiert. Was praktisch nie beachtet wird, das sind allergische Reaktionen, die man nicht so deutlich sehen kann, nämlich die bereits erwähnten nervlichen Störungen, Kopfschmerzen, Asthma und dergleichen mehr.

Unsere Haut ist kein Panzer, der alles, was von außen auf ihn eindringt, abwehrt und zurückweist. Sie ist das unvorstellbar komplizierte, leistungsfähige Kontakt-Organ unseres Körpers, der eigentliche Reiz-Beantworter. Entsprechend ist die Haut auch, weit enger als bisher angenommen, mit dem Immunsystem verbunden – und selbst ein ganz wichtiges Immun-Organ, unser wundervoller Immun-Schutzmantel!

Die Haut ist ein wundervoller »Immun-Schutzmantel«

Brandneu ist die Erkenntnis amerikanischer Wissenschaftler der berühmten Columbia-Universität und der Universität von New York, daß die Thymusdrüse und die Haut beim Aufbau des Immunsystems – speziell bei der Bildung der T-Lymphozyten, welche die »Intelligenz« im Abwehrsystem tragen, und der Antikörper, deren Produktion von den T-Lymphozyten überwacht wird – Hand in Hand arbeiten. Zwischen der Haut und der gesund funktionierenden Thymusdrüse besteht ein eigener »Botendienst«, der dazu bestimmt ist, die jeweils passende Abwehr aufzubauen. In der Haut reifen vermutlich sogar spezielle Abwehrzellen des Immunsystems zur vollen Einsatzfähigkeit heran. Es darf also keineswegs verwundern, daß allergische Reaktionen sich besonders gerne und besonders heftig an der Haut zeigen, daß nicht nur Allergene, die in den Körper gelangt sind, Hautreaktionen hervorrufen, sondern auch schon leichte Berührungen von Allergenen mit der Haut zu Ekzemen oder anderen Hautschädigungen führen können.

Nicht die Creme selbst, sondern ein bestimmter Wirkstoff in ihr löst die Allergie aus

Wenn jedoch eine Creme einen Hautausschlag auslöst, so bedeutet das niemals, man dürfe überhaupt keine Creme mehr verwenden. Nicht die Creme, sondern nur ein bestimmter Wirkstoff, ein Bindemittel oder ein Konservierungsmittel in ihr, ist das Allergen. Ziemlich leicht läßt sich herausfinden, ob man kein Lanolin verträgt, ob das kosmetische Präparat ein bestimmtes Öl enthält, auf das der Körper allergisch reagiert, ob ein Duftstoff oder ein Farbstoff der Übeltäter ist. Man kann dieser Substanz dann ausweichen und Präparate verwenden, die sie nicht enthalten.

Doch auch dabei gilt wieder: Solche Kontakt-Allergien sind sehr oft das erste Anzeichen für eine Bedrängnis des Immunsystems. Mit dem Ausweichen vor der unerträglichen Substanz darf man sich deshalb nicht zufriedengeben, sondern man muß dafür sorgen, daß die eigentliche Ursache ausgeräumt und die Abwehrkräfte von ihrer Überbelastung befreit werden.

Viele Kontakt-Allergien gehen von modernen Kunstfasern aus. So gibt es beispielsweise eine Rollkragen-Akne. Sie zeigt sich dort am Hals, wo das Kleidungsstück anliegt. Mit der gewöhnlichen Akne vulgaris hat sie nichts zu tun. Die Abwehrkräfte wehren sich gegen das unbekannte synthetische Gewebe. Wer viel mit neuen Kunststoffen hantieren muß, kann auch einen Ausschlag an den Händen bekommen.

Haarfärbemittel-Allergien wirken sich auf der Stirn, an den Ohren, auf den Augenlidern und im Nacken aus

Besonders unangenehme Allergene sind Haarfärbemittel. Die Auswirkungen zeigen sich seltener direkt an der Kopfhaut als in den benachbarten Regionen, also auf der Stirn, an den Ohren, Augenlidern und im Nacken. Auch hier gilt: Wenn ein Färbemittel eine Allergie auslöst, dann muß das nicht heißen, daß man gegen alle Mittel allergisch reagiert. In den meisten Fällen läßt sich ein Färbemittel finden, das der Körper duldet.

Allergische Spezialfälle

Eine besonders bedrohliche Form der Allergie – und eine, die in unseren Tagen ebenfalls immer häufiger angetroffen wird, ist die Insektenstich-Allergie: Menschen, die von einer Wespe oder einer Biene gestochen werden, entwickeln – nicht beim erstenmal, aber möglicherweise schon beim zweitenmal – eine heftige Reaktion. Nicht das Insektengift wirkt lebensgefährlich – sondern die Antwort des Körpers darauf. Es kann zum sogenannten »anaphylaktischen Schock« kommen: Der Betroffene verspürt eine Enge im Hals und in der Brust. Der Puls beginnt zu jagen, der Blutdruck sinkt ab. In panikartiger Hektik versucht das Herz, den Kreislauf aufrechtzuerhalten. Die Muskeln der Blutgefäße sind nämlich so sehr erschlafft, daß das Blut in den geweiteten Blutgefäßen versackt, so daß der Blutkreislauf nicht mehr recht in Schwung gebracht werden kann.

Immer mehr Menschen leiden unter einer Insektenstich-Allergie

Diese Reaktion kann auch erst Stunden nach einem Insektenstich eintreten, also erst dann, wenn man den Stich schon beinahe vergessen hat – und zwar bei einem zarten Geschöpf ebenso wie bei einem baumstarken Mann. Mit Verweichlichung oder Überempfindlichkeit hat sie nichts zu tun. Es ist einfach wieder so, daß das Abwehrsystem »verrückt« spielt. Vielleicht tut es das deshalb, weil das Insektengift anders geworden ist, als es früher war. Möglicherweise haben die Bienen und Wespen soviel Umwelt-

Die allergische Reaktion auf einen Wespen- oder Bienenstich kann erst nach Stunden erfolgen

gifte aufgenommen und ihrem Gift beigemischt, daß unser Immunsystem irritiert wird.
Wer an einer Insektenstich-Allergie leidet, der muß tatsächlich auf der Hut sein. Er darf nicht barfuß über eine Wiese gehen – vor allem nicht während der Blütezeit. Er sollte keine Lederkleidung tragen, weil sie die Insekten anlockt, auf Gesichtswasser und Parfum verzichten. Auch das wird den Insekten zum Signal. Bei Ausflügen ins Freie sollten diese Allergiker stets das – von ihrem Arzt verschriebene – »Anaphylaxie-Besteck« mit Adrenalin-Fertigspritze, Stauband, Alkoholtupfer bei sich haben, um bei einem Notfall gleich selbst das Gegenmittel einsetzen zu können.

Wer eine Quallen-Allergie hat, für den kann das Schwimmen im Meer lebensgefährlich sein

Ähnlich wie bei den Insektenstich-Allergien ist es mit Quallen-Allergien: Es gibt immer mehr Menschen, für die das Schwimmen im Meer lebensgefährlich geworden ist, weil sie eine äußerst heftige Allergie gegen die Nesselsäure der Quallen entwickelt haben. Als sie mit einer Qualle oder deren ausgestoßenem Gift zum erstenmal in Berührung kamen, zeigten sich auf der Haut heftig juckende rote Flecke, die nur sehr langsam abheilten. Das waren regelrechte Verätzungen. Seit der zweiten unfreiwilligen Begegnung mit einer Qualle kommen nun aber zu den Hautverätzungen starke Schock-Erscheinungen, die jedesmal schlimmer werden. Vor allem dann, wenn sich der Schwimmer weit vom Ufer entfernt hat, kann die Allergie tödlich werden.
Und noch eine Allergie, die geradezu unglaublich klingt: Ich kenne eine Frau, die sich nicht mehr mit Wasser waschen kann, weil sie eine Allergie gegen Wasser entwickelt hat. Sobald sie einen Tropfen Wasser auf die Haut bringt, ist diese auch schon mit einer

Nesselsucht bedeckt, deren Juckreiz sie fast zum Wahnsinn treibt. Selbstverständlich muß man hier gleich hinzufügen: Nicht das Wasser an sich ist das Allergen, das die allergische Reaktion auslöst, sondern irgendein Bestandteil im Wasser, möglicherweise ein Chlor-Zusatz, Spuren von Jod oder sonst ein im Wasser gelöster Stoff.

Es gibt sogar eine Wasser-Allergie

Von der Sonnen-Allergie wurde schon gesprochen. Was viele Menschen nicht wissen, ist die Tatsache, daß selbst Hitze und Kälte Allergien auslösen können. Manch einer braucht nur ein Wärmekissen auf seine schmerzenden Glieder oder Muskeln zu legen, um schon einen Hautausschlag zu bekommen.

Das Spektrum der unterschiedlichen Allergien zeigt, wie unendlich weit das Krankheitsbild reicht – und wie wichtig es für uns ist, wenigstens ungefähr darüber Bescheid zu wissen.

Noch schlimmer als Insektenstich-Allergien und Quallen-Allergien – vor allem noch wesentlich häufiger – sind Serum-Allergien und der anaphylaktische Schock nach Antibiotika-Injektionen. Jeder muß das sorgfältig beachten: Wenn er einmal nach einem Unfall oder einer stark verschmutzten Verletzung ein artfremdes Serum gegen Tetanus bekommen hat, sollte er notieren, von welcher Tierart dieses Serum stammte, damit bei einer künftigen Tetanus-Impfung ein anderes Serum verwendet werden kann. Diese Allergie richtet sich natürlich nicht gegen die Antikörper, die ja den Schutz nach einer Impfung ausmachen, sondern gegen das artfremde Eiweiß. Auch etwas anderes ist möglich: Sind noch genügend Antikörper vorhanden, kann eine zusätzliche Tetanus-Impfung zu Komplikationen führen. Deshalb verlassen sich Ärzte oftmals nicht auf die vagen Angaben der Patienten

Antibiotika-Injektionen können Serum-Allergien auslösen

über den letzten Impftermin, sondern lassen deren Antikörper-Titer bestimmen, bevor sie erneut impfen – oder auch nicht.

Damit kein Mißverständnis entsteht, muß ich hier erwähnen, daß ein Impfserum gegen die Tetanus-Erkrankung oder auch die Schutzimpfung gegen Grippe, bei der ebenfalls Seren verwendet werden, nichts mit der Sanotrop-Therapie zu tun hat, von der ich später zu sprechen habe. Die organspezifischen Seren werden zwar auf dieselbe Weise gewonnen wie die Seren zur passiven Impfung. Doch die Sanatrop-Therapie verwendet nur stark verdünntes Serum, das selbst keine Allergie auslösen kann.

Auch Penicillin – das ja ein Pilz ist – kann an einer allergischen Reaktion schuld sein

Bei Antibiotika-Behandlungen muß man in einem von hundert Fällen damit rechnen, daß der Körper gegen das Penicillin, das ja ein Pilz ist, aber auch gegen die penicillinartigen Medikamente, Antikörper herstellt. Deshalb sollte künftig für die Therapie ein anderes Antibiotikum angewendet werden, das einen anderen Arzneistoff enthält und deshalb keine allergische Reaktion auslöst. Das ist besonders wichtig, weil auch eine Penicillin-Allergie einen lebensbedrohlichen anaphylaktischen Schock verursachen kann. Grundsätzlich sollte man bei einer Erkältung nicht eigenmächtig noch vorhandene Restbestände von Antibiotika aus der Hausapotheke verwenden, sondern stets den Arzt befragen.

Auch weit harmlosere Medikamente als die Antibiotika können Allergien auslösen. Dazu gehört die sonst so wertvolle Acetylsalicylsäure (Aspirin). Selbst manche Medikamente, die Chinin enthalten, Brom oder Jod gehören auch dazu. Wenn Sie häufig Acetylsalicylsäure einnehmen – in der Regel sind es Rheuma- und Schmerzmittel – dann achten Sie auf leichte Atembeschwerden, die damit zusammenhängen könnten. Sie sind möglicherweise ein erstes Alarmzeichen. Bald würde dann aus den leichten Beschwerden ein schweres Asthma. Auch solche Allergien beobachten wir in jüngster Zeit immer häufiger.

Das Wichtigste stichwortartig zusammengefaßt

Lassen Sie mich dieses so wichtige Kapitel stichwortartig zusammenfassen:

- Es gibt nichts auf unserer Welt, worauf unser Körper nicht die richtige Antwort parat haben müßte.
- Es gibt deshalb auch praktisch nichts, worauf die Antwort nicht falsch ausfallen kann. Alles, was uns umgibt, was an unseren Körper und in unseren Körper gelangen kann, vermag auch zum Allergen zu werden.
- Jede Allergie ist mehr als nur eine Belästigung. Sie muß als ernstes Warnzeichen verstanden werden, weil sie darauf verweist, daß unser Immunsystem wenigstens in einem Punkt falsch reagiert. Wo sich aber erst einmal ein Fehler eingeschlichen hat, sind bald auch andere, noch schlimmere Fehler möglich.

Eine Allergie ist mehr als nur eine Belästigung und muß daher gründlich angegangen werden

- Deshalb ist es nötig, daß wir jede Allergie gründlich und entschlossen angehen und nicht ruhen, bis unser Körper wieder gesund und maßvoll reagiert. Nur davonlaufen ist zuwenig!
- Da sich Allergien gelegentlich nach Infektionen zeigen, kann man davon ausgehen, daß das allergisch reagierende Immunsystem weit stärker belastet, vielleicht sogar überfordert wurde, als wir es aufgrund unseres Befindens annehmen. Es gehört deshalb zu den wichtigsten vorbeugenden Maßnahmen, daß wir jede Infektion, und wäre sie noch so »banal«, gründlich auskurieren.

Jede Allergie ist anders

- Jede Allergie ist anders, weil jeder Mensch auf seine ganz eigene, persönliche Weise reagiert. Es wäre grundfalsch, wollten wir lediglich Schnupfen und Hautausschläge als Zeichen einer Allergie betrachten.
- Übersehen wir bei keiner Allergie den möglichen psychischen Hintergrund. Geheimste Regungen, kaum wahrgenommene Ängste und Abneigungen können unser Immunsystem zur falschen Antwort zwingen. Und solche falschen Antworten sind aller Wahrscheinlichkeit nach sehr viel häufiger, als wir ahnen.

Indem man den Körper nicht unnötig provoziert, kann man einer möglichen Allergie aus dem Weg gehen

- Provozieren wir unseren Körper nicht, indem wir ihn sorglos mit Giften, Schadstoffen, Medikamenten belasten, die ihn früher oder später so sehr irritieren müssen, daß er falsch zu reagieren beginnt. Jeder von uns hat die Möglichkeit, den schlimmstmöglichen Allergenen von vornherein aus dem Weg zu gehen, indem er gefärbte, belastete Lebensmittel und Genußmittel meidet. Schützen wir vor allem unsere Kinder vor Schleckereien, die das Immunsystem irritieren können.

2 So identifizieren Sie Ihre Allergie

Pollen-Tests haben Ärzte schon vor hundert Jahren auf einfachste Weise durchgeführt. Heutzutage gibt es vielfältigere Variationen von Test-Methoden, entsprechend den individuellen Gegebenheiten der Patienten.
Wie diese Allergie-Tests gemacht werden und wie sie Allergene identifizieren, lesen Sie in diesem Kapitel. Denn nur was rechtzeitig erkannt wird, kann auch behoben werden.

Im »Allergie-Krimi« gibt es keinen Täter

Die spannendsten Krimis sind jene, die den Leser oder Zuschauer auffordern, selbst mitzukombinieren und nach dem Täter zu fahnden. Beim Krimi Allergie gibt es keinen Täter im eigentlichen Sinn, und man ist auch nicht Zuschauer oder Leser, sondern Opfer und Täter zugleich. Und doch ist das Fahnden und Forschen nach dem, was krank macht, spannender als jede Verbrecherjagd.
Frau Elfriede P., die Frau eines Arztes, kann ein Lied davon singen! Schon im Jahre 1965 hat ihr Leidensweg begonnen: Sie bekam eine Schleimhaut-Allergie, eine recht schlimme Sache: asthmatische Beschwerden infolge der stets geschwollenen Schleimhäute, Wassereinlagerungen im Gewebe. Manchmal

hatten sich bis zu drei Liter Wasser in ihrem Körper angesammelt.

Und es wurde noch schlimmer: Frau P. verlor den Geschmacks- und den Geruchssinn. Alles, was sie aß, schmeckte gleich fad. Für sie hatten auch die schönsten Blumen ihren Duft verloren. Zuerst versuchten die Ärzte selbstverständlich, das eigentliche Allergen aufzuspüren. Nacheinander wurden sämtliche Allergie-Tests an ihr vorgenommen. Alle ohne Erfolg. Ob Pollen, ob Katzenhaare, ob verschiedene Nahrungsmittel: Die Proben waren immer negativ.

Die Allergie kehrte immer wieder zurück und wurde immer schlimmer

Aber die Krankheit verschlimmerte sich. Frau P. bekam Cortison, das ihr zumindest Linderung verschaffte. Manchmal war sie drei bis vier Wochen beinahe beschwerdefrei, dann wieder bis zu acht Wochen. Doch das Leiden kehrte jeweils zurück. Immer noch heftiger. Und die Ödeme (Wassereinlagerungen) wurden immer größer. Entwässernde Medikamente erwiesen sich als völlig wirkungslos. So blieb ihr nichts anderes übrig, als sich erneut Cortison geben zu lassen.

Im Laufe der Jahre wurde ihr und natürlich ihrem Mann aber klar, daß die Cortison-Therapie nicht endlos weitergeführt werden kann. Andererseits bestand kaum mehr eine Chance, das Allergen aufzuspüren, um ihm endlich auszuweichen.

Die Vier-Faktoren-Therapie hilft Allergikern

In dieser Situation taten die beiden, was sie längst hätten tun sollen: Sie kamen nach Obertal, um hier das Leiden von der Ursache her im Sinne einer Ganzheits-Therapie behandeln zu lassen. Wir wendeten konsequent unsere Vier-Faktoren-Therapie an, die aus einer immunmodulierenden Therapie mit Thymosand, der unspezifischen Desensibilisierung mit Desarell, Zufuhr von Mikro-Nährstoffen der Vital-Plus-Therapie, Umstellung der Ernährung und Hilfe für die Psyche besteht. Zusätzlich wurden die Sanotrop-Therapie und das Heilfasten angewendet. Alle diese Maßnahmen werde ich im Kapitel 4 noch genauer erklären.

Schon ab dem sechsten Tag war die Nase von Frau P. frei. Sie konnte wieder unbehindert atmen. Das Cortison konnte täglich weiter abgesetzt, schließlich sogar ganz weggelassen werden. Die Ödeme verschwanden völlig. Als sich Frau P. von mir verabschiedete, mit dem Versprechen, im nächsten Jahr wiederzukommen, sagte sie zu mir: »Selbst wenn die Allergie erneut auftreten würde: Allein die Wochen ohne Cortison waren es wert, daß ich gekommen bin.«

In der Schwarzwald Privatklinik Obertal wurde das Leiden behoben

Dieser Fall ist nicht gerade typisch. Denn in den meisten Fällen gelingt es dem Arzt, das oder die Allergene aufzuspüren. Typisch ist allerdings, daß man bei einer Allergie nicht unbedingt das Allergen kennen muß, um die Allergie besiegen zu können. Deshalb habe ich diesen Fall überhaupt erzählt: Es ist möglich, einen Organismus dahin zu bringen, seinen Fehler »einzusehen« und damit die falschen Reaktionen aufzugeben, das Immunsystem von den Irritationen zu befreien und zum gesunden Funktionieren zurückzuführen. Wir sprechen in solchen Fällen von der Immun-Modulation.

Diese Heilchance ist ein weiterer Beweis dafür, daß Allergien oft, wenn nicht sogar immer, eine Bedrängnis des Immunsystems als Hintergrund haben. Jede Allergie kann um so rascher und gründlicher aus der Welt geschafft werden, je eher dieser Hintergrund aufgedeckt und beseitigt wird. Doch, daran will ich keinen Zweifel lassen: Nicht immer gelingt das.

Es ist praktisch unmöglich, die Ursache einer Allergie konkret anzugeben

Lassen Sie mich am Beispiel der Allergie von Frau Elfriede P. einmal aufzeigen, wie viele mögliche Hintergründe es für eine solche Erkrankung geben kann: Da alle Allergie-Tests negativ waren, so daß wir alle »klassischen« Allergene wie Blütenpollen, Tierhaare und -schuppen, Hausstaub, Daunen ausscheiden mußten, da niemand in der Wohnung von Frau P. rauchte, in ihrer Wohnung keine Tiere gehalten wurden und es auch kein Ungeziefer wie Küchenschaben gab, da moderne Textilien ebensowenig in Frage kamen wie manche Speisen, etwa Eier, Mehlprodukte oder dergleichen, mußten wir uns auf das Datum 1965, dem ersten deutlichen Auftreten der Allergie, konzentrieren und fragen: »Was hat sich damals oder kurz davor ereignet, das uns einen Hinweis geben könnte?«
Frau P. erinnerte sich, in den Jahren 1963 und 1964 unter besonders heftigen Erkältungen gelitten zu haben. »Ich weiß noch, daß ich damals einen riesigen Bedarf an Tempo-Taschentüchern hatte, weil ich einen Schnupfen nach dem anderen bekam.«
Frau P. gab zu, auch Schnupfen-Sprays verwendet zu haben, von denen wir wissen, daß sie sich nachteilig auf die Schleimhäute auswirken können, wenn sie zu lange oder zu intensiv angewendet werden. Solche Sprays bewirken, daß die Schleimhäute etwas abschwellen, so daß man wieder leichter atmen kann. Doch nachteilige Folgen der Anwendung können sein, daß die Schleimhäute ohne Behandlung schnell wieder dicker werden und die Nase erneut verstopfen. Deshalb werden sie bald ständig angewendet und zerstören dann die Nasenschleimhäute.

Alle Möglichkeiten, die allergische Reaktionen auslösen, sollten einkalkuliert werden

Wir mußten also die Möglichkeit einkalkulieren, daß wir es in diesem Fall überhaupt nicht mit einer Allergie zu tun hatten, sondern mit einer geschädigten

Schleimhaut. Doch dazu paßten die Ödeme nicht unbedingt.
Weitere Ursachen, die in Betracht gezogen werden mußten: Vielleicht reagiert das Immunsystem von Frau P. auf Gifte der Krankheitserreger, die sich seit jenen »Erkältungen« in ihrem Blut befanden? Möglicherweise befindet sich in ihrem Körper von damals her noch ein Krankheitsherd, etwa in den Mandeln oder abgekapselt an einer anderen Stelle des Lymphsystems?
Frau P. besaß keine Mandeln mehr. Man hatte sie ihr schon entfernt, als sie noch ein Kind war. Wir konnten aber nicht ausschließen, daß andere Lymphknoten, die die Funktion der Mandeln übernommen hatten, entsprechend zerstört und damit zum Krankheitsherd geworden waren. So etwas ist nicht eben selten.
Frau P. erzählte uns dann aber auch, daß sie im Jahre 1964 eine große Auslandsreise unternommen hatte. War sie unterwegs mit Krankheitserregern oder Substanzen in Berührung gekommen, die ihr Immunsystem nicht kannte?
Schließlich – und das ist bei solchen schier endlosen Überlegungen noch längst nicht das Ende – gibt es noch einen Punkt, den wir niemals übersehen dürfen: Es könnte ja auch sein, daß Frau P. gar nicht durch unsere Behandlung gesund wurde, sondern einfach deshalb vorübergehend von ihrer Allergie befreit war, weil es bei uns in Obertal, in unserer Klinik, in unserem Essen, etwas nicht gibt, was sie zu Hause belastet. Vielleicht war sie bei uns von Sorgen, Ängsten, vermeintlichen Bedrohungen befreit, die in ihrem Heim, an ihrem Wohnort, innerhalb ihrer Familie sonst auf ihr lasten? Wir werden mehr wissen und können dann die Allergie viel deutlicher einkreisen,

Man muß unterscheiden, ob der Patient von der Allergie geheilt ist oder ob es nur eine vorübergehende Besserung ist

wenn Frau P. wieder zu uns kommt. Stellt sich dann heraus, daß sie zu Hause von der Allergie befreit blieb, dann dürfen wir davon ausgehen, daß es mit unserer kombinierten Therapie tatsächlich gelungen ist, das Übel an der Wurzel zu packen.

Ein Hausarzt muß erst den Urlaub eines Patienten abwarten, um festzustellen, ob sich eine Allergie bessert

Macht dieser Fall nicht deutlich, daß es für den Hausarzt praktisch unmöglich ist, eine Allergie gezielt anzugehen? Er kann seinen Patienten nicht vom häuslichen Milieu und auch nicht vom Arbeitsplatz trennen, sondern ist gezwungen abzuwarten, ob sich die Allergie möglicherweise bei einem Urlaubs-Aufenthalt bessert. Er verfügt auch nicht über die Diagnose- und Therapie-Möglichkeiten, die wir in unserer modern eingerichteten Klinik haben. Deshalb müssen die meisten Versuche einer Allergie-Therapie ein Herumtasten im Nebel bleiben. Bestenfalls läßt sich ein Allergen finden – doch dann ist immer noch nicht gesagt, ob es das einzige ist. Der Hausarzt kann, gibt es tatsächlich nur dieses eine Allergen, die Symptome der Krankheit abmildern, vielleicht sogar ganz zum Verschwinden bringen. Doch den Hintergrund vermag er nicht zu erhellen. Und damit bleibt die große Gefährdung der Gesundheit durch ein irritiertes Immunsystem weiterhin bestehen.

Durch die Heilfasten-Therapie normalisieren sich die Blutfett- und Stoffwechselwerte

Ein anderer, sehr typischer Fall soll das noch einmal verdeutlichen: Seit 1983 kommt alljährlich ein Handwerksmeister und Unternehmer aus der Nähe von Karlsruhe zur Heilfasten-Therapie zu uns nach Obertal. Er hat bei uns mit sehr gutem Erfolg sein Übergewicht reduziert, was aber noch viel wichtiger ist, Blutfettwerte und andere Stoffwechselwerte normalisiert und damit ein familiär bedingtes Herzinfarkt-Risiko beseitigt. So ganz nebenbei wurde er von einer sehr heftigen Migräne nahezu geheilt. 1984 brachte er nicht nur seine Frau und seinen Sohn, sondern auch seine Tochter Heidrun mit.

Heidrun, damals 21 Jahre alt, litt seit ihrem 16. Geburtstag unter einem ungewöhnlich starken Heuschnupfen. Diese Allergie war so schlimm geworden, daß sie als Angestellte in einer Bank praktisch berufsunfähig wurde. Es war den Kunden nicht länger zuzumuten, von einer jungen Frau bedient zu werden, die pausenlos schniefte, rotgeschwollene Augen hatte und somit vermeintlich eine Ansteckungsquelle für Erkältungskrankheiten darstellte. Der Tränenkanal war verstopft, so daß die junge Frau ständig die überlaufenden Tränen wegwischen mußte. Man nahm Heidrun vom Schalter weg, um den Kunden den Anblick zu ersparen. Die berufliche Laufbahn schien bereits am Ende zu sein.

Eine Allergie kann so schlimm sein, daß man berufsunfähig wird

Als Heidrun zu uns kam, entdeckten wir bald neben der Pollen-Allergie noch weitere Allergien gegen Katzenhaare, gegen Zink und gegen Silber. Auch konnte Heidrun keine Nüsse vertragen. Wir entschlossen uns für eine Heilfasten-Therapie, kombiniert mit einer Thymosand- und einer Eigenblut-Therapie. Seit 1987 ist Heidrun frei von allen Beschwerden. Nicht der kleinste Schnupfen mehr – auch nicht während der Blütezeit. Heidrun hat als Dozentin für Banklehrlinge Karriere gemacht und ist völlig gesund. Warum? Weil wir nicht nur Symptome beseitigt haben, sondern das Leiden von Grund auf heilen konnten. Wir konnten das Immunsystem dahin bringen, die Umwelt wieder so zu begreifen, wie sie wirklich ist und auf sie ohne jede Panik, ohne jeden Irrtum zu reagieren.

Nicht nur die Krankheitssymptome beseitigen, sondern das Leiden von Grund auf heilen

Diese Heilung wurde auf folgende Weise erreicht: Der Körper bekam drei Wochen lang überhaupt kei-

Durch Thymosand® werden die körpereigenen Abwehrkräfte gestärkt

ne Speisen, abgesehen von den wichtigsten Vitaminen, Mineralstoffen, Spurenelementen, Gemüse- und Obstsäften. Er wurde damit – das ist der unschätzbare Vorteil des Heilfastens speziell bei Allergien – voll entlastet. Die gesunde Umwelt in Obertal mit vergleichsweise wenigen Allergenen bedeutete gleichzeitig eine enorme Entlastung des Immunsystems über die Atemwege. Zusätzlich haben wir mit der Thymosand-Therapie das Immunsystem »nachgeschult«, so daß es wieder fähig wurde, Pollen, Katzenhaare und Nüsse als ungefährlich zu erkennen.

Die Allergie-Tests

Bevor Heidrun zu uns kam, wurde sie nach herkömmlichen Methoden behandelt – ohne jeden Erfolg, wie sich leicht erraten läßt. Man hatte bei ihr zunächst problemlos den Heuschnupfen diagnostiziert. Das ist in aller Regel nicht schwierig. Es war auch gelungen, die richtige Pollenart als Allergen zu identifizieren. Vermutlich hat es bei ihr zunächst auch nur die eine Pollen-Allergie gegeben. Die übrigen Allergien sind später hinzugekommen.

Pollen-Tests haben Ärzte schon vor 100 Jahren gemacht

Den Pollen-Test haben Ärzte schon vor hundert Jahren auf höchst einfache Weise gemacht: Man läßt den Allergiker verschiedene Pollen, beginnend mit den häufigsten Allergie-Verursachern, den Gräser- und Getreide-Pollen, einatmen, gibt vielleicht sogar kleine Proben davon auf die Schleimhäute der Nase. Danach braucht man nur noch abzuwarten, ob sich Atembeschwerden, tränende Augen, Schnupfen einstellen. Diese Folgen können sich bereits nach einer Viertelstunde zeigen.

Auch wir führen Allergie-Tests durch, entsprechend den individuellen Gegebenheiten bei den Patienten.

Wie der Allergie-Test verläuft

Und dieser Test verläuft so: Man nimmt einen Pollen-Extrakt, tränkt damit ein Leinenläppchen und befestigt dieses auf der vorher gründlich gereinigten Haut des Allergikers. Meistens wählt man eine Stelle des Rückens oder des Unterarms, weil dort die Haut besonders fein und durchlässiger ist als anderswo (Läppchen-Test). Der Arzt hat bei dieser Methode die Möglichkeit, mehrere Pollen-Arten oder auch andere als Allergene verdächtige Substanzen nebeneinander aufzutragen, was das Verfahren deutlich abkürzt. Aus den Reaktionen auf der Haut unter den bezeichneten Läppchen (Entzündungen, Bläschen, Quaddeln, Ekzeme) kann der Arzt nun ablesen, welche Substanz der Körper akzeptiert und gegen welche er sich zur Wehr setzt.

Diese Test-Methoden sind vielfältig variiert worden. Etwa so, daß man einen Extrakt-Tropfen auf die Haut gibt und diese dann durch den Tropfen hindurch leicht einritzt, ohne daß es zu einer Blutung kommt (Scratch-Test). Oder daß man durch den Tropfen hindurch in die Haut einsticht (Prick-Test). Oder daß man die Pollen, die Tierhaare, oder was immer getestet werden soll, in die feine Haut der Unterarm-Innenseite kräftig einreibt (Reib-Test).

Die Test-Methoden sind einfach und schmerzlos

Alle diese Test-Methoden sind einfach und schmerzlos. Doch der Arzt braucht große Erfahrungen. Alle Methoden, vor allem der Scratch-, der Prick- und der Reibe-Test, sind nämlich mit einer gewissen Unsicherheit behaftet, die leicht einzusehen ist: Es kann beispielsweise sein, daß ein Allergiker die Milch problemlos verträgt, wenn er sie trinkt, also auf natürliche Weise zu sich nimmt, daß er jedoch mit heftigen Entzündungen reagiert, wird die Milch unter die Haut gebracht. Dort gelangt sie normalerweise nicht hin

Allergische Reaktionen können bereits nach zwei, drei Minuten erfolgen – oder erst nach Stunden

und hat sie auch nichts zu suchen. Es ist also durchaus möglich, daß das Immunsystem die Milch im Verdauungstrakt des Körpers duldet, so wie es sein soll, sie aber im Hautgewebe bekämpft, was ebenfalls richtig ist und nichts mit einer Allergie zu tun hat.

Ein Problem bei diesen Test-Methoden spielt auch die Zeit zwischen dem Kontakt mit dem Allergen und dem Auftreten der Reaktion: Die Hautveränderungen können sich schon nach zwei, drei Minuten zeigen, sie können aber auch erst nach Stunden auftreten. Oftmals kommt es zu einem starken Juckreiz. Deshalb kann man in etwa festhalten: Der Läppchen-Test empfiehlt sich vor allem bei Kontakt-Allergien, wenn also getestet werden soll, ob ein Körper auf eine bestimmte Creme, auf ein Gewebe oder ein Metall allergisch reagiert. Für Substanzen, die über die Atemwege oder mit der Nahrung in den Körper gelangen, kann er oft nur erste Hinweise geben, die noch näherer Untersuchung bedürfen.

Für den Labor-Test muß vom Arzt nur etwas Blut abgenommen werden

Da der Allergiker, wie mehrfach erwähnt, Antikörper, passend zu einem oder mehreren Allergenen in seinem Blut hat, wurden Labor-Tests entwickelt, um diese Antikörper und damit eine ganz bestimmte Allergie nachweisen zu können. Dabei wird der Patient nun überhaupt nicht mehr belästigt. Er muß sich lediglich etwas Blut abnehmen lassen. Dieses wird mit bestimmten Substanzen, die als Allergene in Frage kommen, zusammengebracht. Dann werden die Antigen-Antikörper-Reaktionen mit radioaktiv markierten Teilchen gemessen. Dieser sogenannte Radio-Allergo-Sorbens-Test (RAST) kann heute mit Hilfe von Computern sekundenschnell sehr präzise Aussagen machen. Mit seiner Hilfe läßt sich auch die Menge der Antikörper bestimmen.

Und es ist möglich, die Erfolge einer Therapie zu beobachten. Man kann nämlich an den Ergebnissen ablesen, ob allergische Reaktionen milder werden und sich abschwächen, oder ob sie unverändert bleiben.

Homöopathie – Zugang zum »Wissens«-Speicher

Mehr als die erwähnten »Gewaltmaßnahmen« kann meiner Erfahrung zufolge eine homöopathische Therapie erreichen, z. B. die Behandlung mit Desarell (mehr darüber ab Seite 132). Ich weiß, daß diese Aussage für viele Mediziner, die die Homöopathie nicht kennen, entsetzlich klingen muß: Wie kann, so werden sie sich fragen, ein Mittel, das so stark verdünnt ist, daß von der ursprünglichen Tinktur nicht einmal mehr ein einziges Molekül vorhanden ist, etwas an der falschen Antigen-Antikörper-Reaktion korrigieren? Dieser Einwurf ist richtig – zugleich aber zu oberflächlich, weil er nicht zum Kern der eigentlichen Heilung vorstößt, sondern im rein »materialistischen« Denken haften bleibt.

Bei einer homöopathischen Behandlung wird gezielt eine gleichartige, schwächere Reaktion ausgelöst als die Krankheit selbst, was über Veränderungen im Organismus die Selbstheilungskräfte anregt

Das Immunsystem, das allergisch reagiert, also im Abwehrverhalten gegenüber fremden Substanzen einen grundsätzlichen Fehler begeht, braucht keine Medikamente, die ein Defizit decken oder einen Überschuß abbauen; ihm fehlt nichts Substantielles – sondern Entscheidungsfähigkeit. Es braucht keine Moleküle irgendeines Heilstoffes, sondern »Wissen«, Information, Training. Ich werde später zeigen, daß es Eiweißstoffe, Hormone und Enzyme gibt, die in der richtigen Kombination das nötige »Wissen« vermitteln können. Auf seine Weise scheint es das passende homöopathische Mittel auch zu können.

Wenn eine Tinktur mit Wasser oder Alkohol verschüttelt wird, dann, so sagen die Homöopathen, wird die Information, die eine Heilpflanze besitzt, von ihrem »Leib«, der Materie, befreit und kann so mit der Verdünnung in den Körper gelangen. Informationen aber lassen sich nicht mit Analysen der Trägersubstanzen nachweisen. Dazu bräuchte man Nachweismethoden auf ganz anderer Ebene.

Pflanzliche Naturheilmittel können dem Organismus fehlende Antworten vermitteln

Da wir heute wissen, daß alles Leben auf unserer Erde, auch das pflanzliche, nach dem gleichen Prinzip aufgebaut ist, da jeder Organismus, ob pflanzlich oder tierisch, in seinem eigenen Immunsystem den Erfahrungsschatz der richtigen Antworten der Umwelt gegenüber besitzt, ist es durchaus vorstellbar, daß pflanzliche Naturheilmittel uns fehlende Antworten vermitteln können – oder daß sie uns helfen können, den Zugang zu verschüttetem »Wissen« zu finden.

Wenn es der Homöopathie tatsächlich gelingen sollte, solche wichtigen Informationen aus der Bindung an den pflanzlichen oder tierischen Körper zu lösen, so daß sie vom kranken Körper als Hilfe aufgenommen werden können, dann wäre es an der Zeit, sich der Homöopathie viel intensiver als bisher zuzuwenden.

Bevor Heidrun zu uns kam, wurde sie zwei Jahre lang mit entsprechenden Pollen-Injektionen desensibilisiert. Doch war bei ihr die Allergie inzwischen schon so ausgeprägt und, wie wir dann feststellten, auf andere Allergene ausgeweitet, daß die Injektionen praktisch ohne Wirkung blieben. Es konnte nicht einmal eine deutliche Milderung der Beschwerden (Schnupfen, geschwollene Schleimhäute, verstopfte Tränenkanäle) erreicht werden.

Aus vieljähriger Erfahrung weiß ich, daß es unendlich vielen Menschen ähnlich ergeht. Entweder haben sie sich mit ihrer Allergie abgefunden und hoffen, daß sie wenigstens nicht schlimmer wird – wie wir wissen ist das nahezu immer eine trügerische Hoffnung – oder sie fliehen mit vielen Tricks und großem Aufwand vor den Pollen. Als Experten – unterstützt von Pollenwarndiensten – wissen sie genau, wo auf unserer Erde gerade was blüht. Wenn beispielsweise bei uns die Gräser und Getreidesorten ihre Pollen an die Luft abgeben, dann ist die Blüte in Süditalien bereits vorbei. Also legen sie ihren Urlaub so, daß sie den schlimmsten Wochen daheim ausweichen. Andere fahren in dieser Zeit nach Helgoland oder begeben sich ins Hochgebirge, wo die Vegetation dünn geworden ist und es vor allem keine Getreide- und Baumblüte mehr gibt.

Viele Menschen haben sich mit ihrer Allergie abgefunden – das muß nicht sein

Wer den Heuschnupfen oder ähnliche Allergien kennt, der kann eine solche Flucht leicht verstehen. Sie bedeutet nicht nur Befreiung von erheblichen Beschwerden und Behinderungen, sondern entlastet darüber hinaus den Körper ganz erheblich. Das ist schon beinahe so, als bliebe ihm eine schwere »Erkältung« erspart. Ob die Allergie allerdings nicht trotzdem schlimmer wird, der Körper sich also neue Allergene sucht, das bleibt fraglich.

Wiederum gilt: Die Flucht vor Pollen oder anderen Allergenen hat dort seinen Sinn, wo zugleich wirksam etwas gegen die Allergie getan wird, damit die Flucht möglichst rasch überflüssig wird. Eigentlich sollten Flucht und Zwang mit Desensibilisierung nur dabei helfen, das Allergen wirklich zu erkennen. Denn: Wenn der Allergiker beispielsweise nach Helgoland gefahren ist und dort wider Erwarten doch

Die Flucht vor Allergenen hat nur einen Sinn, wenn man zugleich etwas gegen die krankmachenden Substanzen unternimmt

seinen Heuschnupfen bekommt, dann kann man mit hoher Wahrscheinlichkeit folgern, daß sich der Heuschnupfen bereits zur Polyallergie ausgeweitet hat. Und weil es die heimischen Pollen dort nicht gibt, läßt sich nach weiteren Allergenen fahnden: Ist eine Katze, ein Hund in der Nähe? Gibt es andere Pollen als die bekannten Allergene? Wird die Allergie vielleicht von einer bestimmten Speise ausgelöst? Und so weiter.

Das Beispiel Migräne

Mindestens elf Prozent aller Migränen gehen auf eine Allergie zurück

Betrachten wir in diesem Zusammenhang kurz das Beispiel Migräne. Etwa elf Prozent aller Migränen, so sagen Experten, sind Allergien. Ich selbst vermute, daß der Prozentsatz noch wesentlich höher liegt. Dafür sprechen nicht zuletzt die Heilerfolge, die wir gerade bei Migräne mit dem Heilfasten und mit der immunregulierenden Thymosand-Therapie haben.

Frau Romy G., Lehrerin an einer Realschule im Rheinland, litt seit 15 Jahren unter einer Migräne. Die Anfälle traten zuletzt schon bis zu viermal in der Woche auf, im Durchschnitt an jedem zweiten Tag. Und wenn sie einmal 14 Tage ausblieben, fühlte sie sich wie im Paradies. Manchmal war sie nahe daran, den Beruf aufzugeben, schließlich konnte sie sich nicht ständig wegen Krankheit entschuldigen lassen. Und ein vernünftiger Unterricht mit den höllischen Schmerzen, dem Flimmern und Blitzen vor den Augen, war auch kaum mehr möglich. Ganz abgesehen von der Gefährdung im Straßenverkehr. Schließlich mußte sie, um die Schmerzen einigermaßen zu lindern, stärkste Schmerzmittel einnehmen, die ihre Fahrtüchtigkeit einschränkten.

Die Patientin litt das ganze Jahr unter starken Beschwerden

Im vergangenen Jahr verbrachte Frau G. ihre Oster-

ferien in Fuerteventura auf den Kanarischen Inseln. Dort gab ihr eine jüngere Frau den Rat: »Sie sollten heilfasten!«
Frau G. hatte inzwischen so gut wie alles über sich ergehen lassen – ohne jeden Erfolg. Das Heilfasten erschien ihr nun besonders widersinnig, denn sie wog nur 60 Kilogramm, hatte also kein Pfund zuviel. Warum dann fasten, fragte sie sich. Doch wer so geplagt wird wie sie, der nimmt jeden neuen Hinweis ernst. Deshalb versuchte Frau G., sich über das Heilfasten zu informieren. Sie kaufte mein Buch »Heilfasten« und nahm es mit in den nächsten Urlaub in der Türkei. Dort las sie das Buch einmal und gleich noch einmal. Und dann war ihr klar geworden: »Ich werde nach Obertal fahren und heilfasten.«

»Ich werde nach Obertal fahren und heilfasten«

Sie kam zu uns nach Obertal und hatte gleich am ersten Tag einen schlimmen Migräneanfall. Doch das blieb bislang der letzte. Während des 14tägigen Heilfastens führten wir bei Frau G. zugleich eine Thymosand-Therapie durch. Schon ab dem vierten Tag ihres Aufenthaltes fühlte sie sich, wie sie sagte, »pudelwohl«. Sie wanderte mit großer Begeisterung durch unsere wunderschöne Gegend, spielte Tennis, fuhr mit dem Fahrrad riesige Strecken, machte die Wassergymnastik mit, das autogene Training: Sie war kaum zu bremsen. Nur wer weiß, was eine Migräne sein kann, vermag nachzufühlen, wie glücklich diese Frau war, nachdem sie aufgehört hatte, in sich hineinzuhorchen und auf den nächsten Anfall zu warten. »Ich fühle mich, als wäre alles in mir total erneuert«, sagte sie strahlend zu mir. »Ich könnte den Wald der ganzen Gegend hier abholzen.«

Frau G. fühlte sich schon nach ein paar Tagen im Schwarzwald wie neugeboren

Ich bin fast sicher, daß es sich bei ihrer Migräne um eine Allergie handelte. Bei solchen Allergien gibt es die unterschiedlichsten Hintergründe: Manchmal reagiert das Immunsystem allergisch auf eine bestimmte Speise, manchmal auf eingeatmete Tierschuppen, auf Pilzsporen, Staub oder chemische Gase. Wenn in solchen Fällen die Schleimhäute anschwellen, kann es dazu kommen, daß die Ausgänge der Nebenhöhlen blockiert werden. Die Betroffenen verspüren in solchen Fällen oft neben den Migräne-Kopfschmerzen auch einen Druck in der Nase. Möglicherweise werden durch die Schwellungen auch Blutgefäße abgeklemmt, so daß die Blutversorgung im Kopfbereich unzureichend ist.

Frauen haben sehr viel häufiger Migräne als Männer

Migräne haben aber Frauen sehr viel häufiger als Männer. Und man weiß seit langem, daß die Anfälle besonders oft mit den Hormon-Umstellungen in einem Zusammenhang stehen, also kurz vor oder kurz nach der Menstruation oder etwa in der Mitte des Monatszyklus um den Eisprung herum auftreten. Hier könnte man – das ist bislang nur eine Theorie, aber eine, die sich wohl bald bestätigen wird – an eine allergische Reaktion gegen die eigenen Hormone denken: Das irritierte Immunsystem stellt fest, daß sich im Körper etwas verändert hat, sucht nach dem »Übeltäter« und bekämpft ihn. Wenn das so ist – und vieles spricht dafür – dann müssen wir zur Kenntnis nehmen, daß der Körper Allergien nicht nur gegen Substanzen von außen, sondern auch gegen eigene Körperstoffe entwickeln kann.

Manche Migräne kann man erfolgreich behandeln

Tatsache ist, daß man manche Migräne erfolgreich behandeln kann, indem man rechtzeitig vor den Hormonumstellungen den Körper der betroffenen Frau mit langsam steigenden Hormongaben desensibilisiert. Lassen Sie mich auch in diesem Fall sofort anfügen: Damit bleiben die Attacken aus – doch das Immun-

system ist nicht von seinem »Irrtum« befreit. Die Korrektur der Fehlreaktion darf nicht ausbleiben.
Bei anderen Erkrankungen kommt es ebenfalls zu überschießenden Reaktionen des Immunsystems. Diese richten sich jedoch nicht wie bei der klassichen Allergie gegen körperfremde Substanzen, sondern es werden Antikörper gegen körpereigenes Gewebe gebildet und dadurch sogenannte Autoimmunkrankheiten verursacht. Bei manchen rheumatischen Leiden beispielsweise ist es durchaus vorstellbar, daß die körpereigenen Abwehrkräfte in Muskeln und Gelenken zunächst Stoffe aufspüren, die dort nicht hingehören, etwa Schlacken, krankes Gewebe, Ausscheidungen von Krankheitserregern und dergleichen mehr. Daß sie aber in einer gewissen Überlastung und Überforderung mit der Zeit dazu übergehen, mit den Störungen auch das eigene Gewebe anzugreifen.

Im Immunsystem kommt es zu überschießenden Reaktionen

Die vermeintliche »Verkalkung«

Mehr oder weniger durch Zufall haben wir vor Jahren eine Allergie entdeckt, die wiederum gar nicht so selten sein dürfte, wahrscheinlich aber in den wenigsten Fällen erkannt wird: Bei mir in Obertal war eine bekannte Journalistin, um eine Reportage zu machen. Im Laufe des Gesprächs erzählte sie vom plötzlichen Leiden ihres Mannes, den ich früher schon kennengelernt hatte. »Stellen Sie sich vor, Herr Doktor«, sagte sie, »Rolf ist doch erst knapp über 40. Nun sieht es so aus, als wäre er bereits verkalkt. Er hat die Menièrsche Krankheit. Ist das nicht fürchterlich?«
Diese Erkrankung des Mittelohres äußert sich mit Schwindelgefühlen, einem Klingeln im Ohr, das über

Hinter mancher bösen Erkrankung wird zufällig eine Allergie entdeckt

Die Menièrsche Krankheit erinnert durch ihre Symptome an eine Reisekrankheit: Schwindel, Übelkeit und Erbrechen

Stunden dauern kann, mit einem ganz typischen Augenzucken. In fortgeschrittenem Stadium kommt dann oft noch Übelkeit und Erbrechen dazu. Das alles erinnert ein bißchen an eine Reisekrankheit. Doch ist das Leiden keine vorübergehende Störung. Wenn es nicht richtig behandelt wird, kann der Patient völlig taub werden. Die Journalistin hatte schon recht: In vielen Fällen wird die Menièrsche Krankheit durch eine Arteriosklerose ausgelöst: Durch Ablagerungen in den Arterien kommt es zu einer Unterversorgung des Mittelohres. Es kann sich aber auch um eine andere Durchblutungsstörung handeln.

Bei Rolf B. aus München war die Ursache der Krankheit eine Allergie. Und zwar reagierte er nicht allergisch auf irgendeine Speise, was es auch gibt. Vor allem Wein und Weinessig, Milch, manche Obstsorten, Rindfleisch und Schweinefleisch können sich in solchen Fällen als Allergene herausstellen. Bei Rolf B., der kurz nach dem Gespräch mit seiner Frau zu uns kam, stellten wir eine Histamin-Überempfindlichkeit fest.

Histamine sind Gewebshormone und verursachen die eigentlichen allergischen Beschwerden

Histamine sind Gewebshormone, die bei Antigen-Antikörper-Reaktionen von den Körperzellen ins Blut ausgeschüttet werden. Sie verursachen beispielsweise die Rötungen und andere Haut- und Schleimhautveränderungen bei Allergien. Weil das nicht zentral von einer Drüse aus geschieht, sondern von Milliarden Zellen gleichzeitig, zeigen sich allergische Reaktionen häufig auch so blitzschnell. Das Histamin verursacht also die eigentlichen Allergie-Beschwerden. Deshalb kam man auf die Idee, bei allergischen Erscheinungen Mittel anzuwenden, die das Histamin neutralisieren oder abbauen. Entsprechend setzt man bei Allergien sogenannte Antihistaminika ein. Diese

Arzneimittel können natürlich nicht die Krankheit heilen, und sie beeinflussen die zugrundeliegende Störung des Immunsystems überhaupt nicht. Sie lindern jedoch die Symptome und erleichtern deshalb vielen Betroffenen das Leben mit der Allergie. Die modernen Präparate sind zudem verträglicher als frühere Antihistaminika, sie machen auch nicht mehr so müde. In vielen Fällen muß deshalb den Patienten nicht mehr geraten werden, sich nach Anwendung dieser Medikamente vorsichtshalber nicht ans Autosteuer zu setzen und keine gefährlichen Arbeiten auszuführen.

Doch zurück zum Fall Rolf B. aus München, bei dem das Histamin selbst zum Allergen geworden war. In der Regel behandelt man solche Allergien mit einer Desensibilisierung: Man gibt dem Patienten in wachsenden Dosen Histamin, bis sein Körper aufhört, dagegen zu rebellieren. Wir behandelten Rolf B. mit einer kombinierten Heilfasten-Thymosand-Therapie und konnten damit die Allergie in drei Behandlungen im Abstand von jeweils einem halben Jahr wegbringen.

Eine Desensibilisierung hilft in den meisten Fällen

Versuchen wir, die Erkenntnisse aus den Beispielen wieder zusammenzufassen:

- Wenn wir eine gesundheitliche Störung oder gar eine Krankheit durchmachen, dann gehen wir in der Regel davon aus, daß ein Krankheitserreger, ein Gift oder ein Schadstoff in unseren Körper gelangte. Wir meinen, wir hätten etwas »Falsches« eingeatmet, gegessen oder an unsere Haut gebracht, das nun schädigend, funktionsstörend wirkt.
- Wir müssen lernen und begreifen, daß die Situation weit häufiger umgekehrt ist: Das Falsche, Schädigende kommt nicht von außen, sondern besteht in der Antwort des Immunsystems. Nicht das, was

Die Schädigung besteht in der falschen Antwort des Immunsystems

uns begegnet, macht uns krank, sondern die Antwort unseres Körpers ist falsch.

Wer Angst vor einer Krankheit hat, kann sie dadurch sogar auslösen

- Deshalb kann es auch nicht genügen, peinlichst sorgfältig darauf zu achten, daß wir mit unserer Umwelt nicht in Berührung kommen. Völlig falsch wäre es gar, in ständiger Angst vor möglichen Schädigungen durch Umwelt und Nahrung zu leben. Denn damit könnten wir die Allergie sogar auslösen, ausweiten, verstärken.
- Der einzig richtige Weg kann nur heißen – und auch das müssen wir endlich einsehen: Der Körper muß so gesund erhalten werden, daß es für ihn keinen Grund gibt, in Panik zu geraten und daß er es nicht nötig hat, allergisch gegen Harmloses anzugehen. Das wäre in unseren Tagen eine der wichtigsten, wenn nicht überhaupt die wichtigste Gesundheitsvorsorge.
- Wenn wir aber entdecken, daß mit unserer Gesundheit etwas nicht mehr stimmt, dann müssen wir immer auch an die Möglichkeit einer Allergie denken.
- Das heißt: Was immer wir unternehmen, um von den Folgen einer Allergie befreit zu werden: Wir müssen gleichzeitig dafür sorgen, daß unser Immunsystem wieder einwandfrei funktioniert. Denn beim Allergiker funktioniert es nicht überempfindlich, wie man so gerne sagt, sondern schlichtweg falsch. Das richtige, angemessene Reagieren kann also nicht mit irgendeiner Form der Unterdrückung erreicht werden, sondern nur mit der Korrektur der Reaktion.

Die Reaktion des Immunsystems muß korrigiert werden

- Diese Korrektur, das haben wir mehrfach dargelegt, hat etwas mit der Intelligenz des Immunsystems zu tun, mit dem Erkennen- und Unterscheiden-Können. Von dieser Fähigkeit hängt unsere Gesundheit ab – nicht nur im Hinblick auf Allergien, sondern auch im Hinblick auf viele andere, schwere chronische Leiden. Auch im Hinblick auf Krebs.

Von der Intelligenz unseres Immunsystems hängt unsere Gesundheit ab

- Die Allergien sind häufig der erste deutliche Hinweis dafür, daß unser Immunsystem irritiert ist, daß es auf die Umwelt und selbst auf körpereigene Substanzen falsche Antworten gibt.

3 So beugen Sie Allergien vor

Akute Erkrankungen sind noch kein Hinweis auf eine schwächliche Gesundheit, sondern eine Chance für das Immunsystem, seine Stärke zu trainieren. Ursachen und Auslöser für eine Allergie sind viele kleine Fehler an unserer Gesundheit und geschwächte Abwehrkräfte. An einigen Beispielen werden diese Gefahren geschildert. Und im Anschluß des Kapitels finden Eltern hilfreiche Hinweise für den Umgang mit allergisch reagierenden Kindern.

Sich nur auf die Erfolge in der Medizin zu verlassen, das ist der falsche Ansatz

Das eigentliche Gesundheitsproblem unserer Tage heißt: Wir alle – und es dürfte kaum einen geben, der davon ausgenommen wäre – leben mit der Einstellung: Solange es einigermaßen geht, brauchen wir uns um die eigene Gesundheit nicht groß zu kümmern. Wenn dann der große »Crash« da ist, gibt es ja wunderbare Hilfen, die Gesundheit zurückzugewinnen. Dann muß man eben wohl oder übel einmal ins Krankenhaus oder auch zu einer Kur. Die Ärzte werden dann schon dafür sorgen, daß alles wieder gut wird. Die Medizin wird's schon richten. Bis dahin darf man nicht auf jedes Wehwehchen achten. Schließlich ist unser Körper in der Lage, vieles auszubügeln, ohne daß wir etwas dazu beitragen müßten, oft sogar ohne daß wir etwas davon bemerken. Ein ganzes Bündel teils richtiger, teils falscher

Erwartungen, das sich zur verhängnisvollen Unehrlichkeit zusammenballt.

Ein Körper braucht auch Ruhepausen, um sich zu regenerieren

Es ist richtig, daß der Körper pausenlos unsere Fehler an der Gesundheit korrigiert. Doch gerade dann, wenn es darauf ankommt, wenn er Zeit und Ruhe bräuchte, sich aus größerer Not zu helfen, dann pfuschen wir ihm derart massiv ins Handwerk, daß er früher oder später aufgeben muß. Es ist auch richtig, daß man nicht bei jeder kleinen Störung das Schlimmste befürchten darf. Gleichzeitig haben wir aber verlernt, unzählige Warnzeichen, die nicht so schrill tönen wie Schmerzen, kurzerhand zu übersehen oder sie leichtfertig auszuschalten. Das allerdings hat mit einer »gesunden Einstellung«, wie viele meinen, überhaupt nichts zu tun. Es ist bodenlose Leichtfertigkeit. Ohne zu zögern bezeichnen wir die Gesundheit als unser wertvollstes Gut auf dieser Welt – und gleichzeitig kümmern wir uns um alles andere weit intensiver und zeitraubender.

Bei Anzeichen einer Erkältung ist Bettruhe die beste Kur

Nehmen wir ein typisches Beispiel, wie es uns täglich und überall begegnen kann: Die Sekretärin Hannelore M., 23 Jahre alt, muß von ihrem Chef nach Hause geschickt werden. Sie hat fieberglänzende Augen und kann kaum sprechen, weil ihr Hals schmerzt. Bei jedem Schlucken verzerrt sich ihr hübsches Gesicht zur Leidensmiene. Ihre Glieder sind schwer und müde. Die Arbeit geht ihr kaum von der Hand und ist voller Fehler. »Es hat keinen Sinn«, entscheidet der Chef. »So halten Sie den Betrieb nur auf und stecken womöglich noch andere an. Legen Sie sich ins Bett. Und kommen Sie nicht wieder, ehe Sie nicht voll auskuriert sind.«

Hannelore packt ihre Sachen zusammen und geht. Drei Tage später ist sie wieder da. Keine Spur mehr von einer Erkrankung. Ihre Augen strahlen wieder. Sie ist lebendig und lustig, wie man sie kennt und schätzt. Auch die Arbeit geht ihr wieder flott von der Hand. »Diese Antibiotika sind ein einziger Segen«, verkündet sie jedem, der es hören möchte. »Der Arzt verschrieb mir ein paar Tabletten. Und schon tags darauf ging es mir besser. Ich habe keine Halsschmerzen und auch kein Fieber mehr.«

Nach der Einnahme von Antibiotika war die Patientin von ihren Halsschmerzen befreit, doch es folgten andere Beschwerden

Das entsprach durchaus den Tatsachen. Die Mandelentzündung war weg. Der Hals zeigte sich nicht einmal mehr gerötet. Keine Spur einer Gliederschwere mehr. Warum hätte Hannelore sich zu Hause ins Bett legen sollen? Da hätte sie sich nur schrecklich gelangweilt. »Ins Bett legt man sich nur mit Fieber«, so hatte ihr Vater immer gesagt. Wen wundert es, daß Hannelore knapp vier Wochen später, als sie erneut ein Kratzen im Hals verspürte, sich sofort an den Rest ihrer »Wundertabletten« erinnerte, zur Hausapotheke ging und ihr Antibiotikum schluckte?

Doch diesmal half es nicht. Im Gegenteil. Hannelore bekam eine schwere »Grippe«. Als sie den Arzt rief und ihn um ein Antibiotikum bat, »weil es das letztemal so wunderbar geholfen hat«, mußte er ihr klar machen, daß dieses Medikament diesmal nicht helfen könne, weil keine bakterielle Infektion, sondern eine Virus-Infektion gegeben sei. Und gegen Viren könnten Antibiotika nichts ausrichten. »Ein grippaler Infekt ist keine Mandelentzündung, auch wenn sich die Beschwerden noch so sehr ähneln.« Der Arzt wies auch darauf hin, daß der eigenmächtige Griff nach dem »Arznei-Rest« die Infektion möglicherweise verschlimmert habe. Er sagte Hannelore, daß sie möglicherweise mit der Einnahme des Antibiotikums ein großes Risiko eingegangen sei.

Gegen Viren können antibiotische Arzneimittel nichts ausrichten

Medikamenten-Allergien kommen in jüngster Zeit immer häufiger vor

Es ist durchaus keine Seltenheit, daß ein Körper ein Antibiotikum bei der erstmaligen Verabreichung scheinbar gut verträgt. Was man aber nicht weiß und auch nicht verspürt: Der Körper hat gegen das verabreichte Medikament Antikörper gebildet. Nimmt man es dann ein zweitesmal, dann kann es zur schlimmsten aller Allergien kommen, dem anaphylaktischen Schock. Er kann lebensgefährlich werden. Solche Medikamenten-Allergien werden neuerdings immer häufiger beobachtet. Nicht zuletzt deshalb, weil gerade die Antibiotika unverantwortlich oft und vielfach, wie in unserem Beispiel, falsch eingenommen werden.

Ich habe immer wieder darauf hingewiesen: Das Penicillin war eine großartige Entdeckung. Ein Segen, dem wir es verdanken, daß die großen bakteriellen Seuchen ihre tödliche Bedrohung weitgehend eingebüßt haben. Millionen Menschen verdanken den Antibiotika Leben und Gesundheit. Daran kann es nicht den geringsten Zweifel geben.

Wer krank ist, sollte daheim bleiben und nicht aus falschem Pflichtgefühl zur Arbeit gehen

Nur: Es liegt in der menschlichen Natur – wer wollte es nicht verstehen –, daß man im Krankheitsfall geneigt ist, nach dem zu greifen und das zu verlangen, was möglichst schnell und möglichst deutlich Schmerzen, Entzündungen, das schwere Krankheitsgefühl und die damit verbundene Arbeitsunfähigkeit aus der Welt schafft. Abgesehen davon, daß man uns in der modernen Leistungsgesellschaft eingeredet hat, wir könnten uns Krankheit als sichtbare Schwäche nicht leisten, hindert uns auch ein falsches Pflichtgefühl gegenüber Arbeitgeber und Kollegen allzu oft daran, ein Leiden völlig auszukurieren. Weithin hat sich die Meinung durchgesetzt: Im Zeitalter der Antibiotika braucht sich keiner mehr ins Bett zu legen.

Wer es dennoch tut, der kann nur ein Faulenzer sein, der »seine Grippe nimmt«, um sich vor Pflicht und Arbeit zu drücken. Oft und über längere Zeiträume hinweg scheint das ja auch zu funktionieren. Die Folgen – und es sind sehr böse Folgen – kommen später. Haben sie sich aber erst einmal eingestellt, nämlich die sehr schmerzhaften und kaum mehr zu heilenden chronischen Leiden, dann ist es meistens zu spät.

Diese Erkenntnis stammt nicht von mir, sondern von namhaften US-Immunologen. Sie haben den Verdacht ausgesprochen, daß das Aufkommen von Immunschwäche-Krankheiten wie AIDS das Ergebnis einer übertriebenen und falschen Antibiotika-Therapie sein könnte; daß Viren wie die HIV-Viren nur deshalb so dramatisch das Immunsystem angreifen und lahmlegen können, weil dieses Immunsystem bei allzu vielen Menschen durch Antibiotika-Behandlungen vorgeschädigt ist.

US-Immunologen haben den Verdacht, AIDS sei das Ergebnis falscher Antibiotika-Therapien

Es scheint so zu sein, daß gerade die Viren »Oberwasser« bekommen haben, seitdem wir die Bakterien so massiv bekämpfen. Deshalb ist auch zu befürchten, daß AIDS als moderne tödliche Krankheit kein Einzelfall bleiben wird.

Im Falle von Frau Hannelore M. war die ursprüngliche Antibiotika-Behandlung bei der Angina durchaus vertretbar, obwohl es auch bei dieser bakteriellen Infektion sicherlich besser gewesen wäre, die Sekretärin hätte sich ins Bett gelegt und dem Körper die Gelegenheit gegeben, die Infektion zu heilen. Die Tatsache, daß sie bereits einen Monat später schon wieder krank wurde, diesmal mit einer Virus-Infektion, zeigt zumindest, daß das Immunsystem nicht gestärkt aus der Angina hervorgegangen ist.

Akute Erkrankungen – die vertanen Chancen

Eine akute Infektion ist kein Beweis dafür, daß man eine schwächliche Gesundheit oder ein erschöpftes Immunsystem hat

Seit vielen Jahren versuche ich, es meinen Patienten einzuprägen: Eine akute Infektion, möglicherweise sogar eine jährliche »Grippe«, ist noch kein Hinweis auf eine schwächliche Gesundheit und ein erschöpftes Immunsystem. Wir sollten endlich begreifen, daß gerade die schweren Erkältungen mit Fieber, Gliederschwere, deutlichem Krankheitsgefühl, ein völlig normaler Vorgang, ja letztlich etwas Gesundes sind – vorausgesetzt, wir lassen unseren Körper gewähren, geben ihm die Gelegenheit, alle Möglichkeiten des Immunsystems einzusetzen und zu trainieren. Wir sollten in solchen Fällen eigentlich auch nicht von Krankheit sprechen. Der sich kraftvoll aufbäumende Körper zeigt doch gerade, daß er gesund zu reagieren versteht. Mögen Halsschmerzen auch nicht gerade angenehm sein, Husten und Schnupfen einen mächtig quälen: Denken Sie immer daran, das sind notwendige Abwehrmaßnahmen, keine Zeichen der Schwäche, sondern der Stärke. Das einzige, was wir dabei tun sollten, wäre abzuwarten – und dafür zu sorgen, daß die Reaktionen des Körpers auf die Krankheitserreger nicht gar zu heftig werden. Wenn Schwellungen und Fieber über ein gesundes Maß hinausschießen, dann ist es Zeit einzugreifen, vorher nicht.

Erwachsene werden bei einer »Kinderkrankheit« schwerer wieder gesund

Denken wir auch daran, wie gut Kinder meistens eine Masern-Erkrankung meistern, wie schwer sich dagegen Erwachsene tun, werden sie von der »Kinderkrankheit« heimgesucht. Ein Zeichen dafür, daß das Immunsystem gewiß nicht stärker geworden ist – sondern an Kraft bereits stark eingebüßt hat.

Ich bin keineswegs sicher, ob es gut ist, daß wir heute unsere Kinder in jedem Fall gegen alle »Kinderkrankheiten« impfen. Es könnte immerhin sein, daß dem Immunsystem der Kinder die Chance einer ersten großen Bewährungsprobe, die für das ganze Leben stählen kann, genommen wird. Eine Chance, die vielleicht für immer dahin ist. Schließlich wissen wir, daß jene Menschen besonders gesund ein hohes Alter erreichen, die in ihrer Kindheit wenigstens einmal eine schwere Infektion durchgemacht haben.

Jede Impfung nimmt die Chance für ein Immuntraining

Wir wissen auch, daß dieselben Viren, die »Kinderkrankheiten« verursachen, weit schlimmere Leiden im Erwachsenenalter auslösen können: Dasselbe Virus, das beim Kind die Windpocken auslöst, kann beim Erwachsenen die Gürtelrose verursachen. Das Masern-Virus und das Röteln-Virus waren schon einmal im Gespräch, für die schlimme Multiple Sklerose verantwortlich zu sein. Ziemlich sicher sind wir heute, daß Herpes genitalis zu Krebserkrankungen führen kann. Und das sind nur ein paar Beispiele.

Der Herpes genitalis kann zu Krebserkrankungen führen

Einmal, so meine ich – und da stimme ich mit vielen Ärzten überein – einmal mindestens muß sich unser Körper mit den vielfältigen Krankheitserregern auseinandersetzen – und zwar so kraftvoll und so entschlossen, daß dem Virus, der Bakterie oder dem Pilz nicht die geringste Chance bleibt, in Körperregionen zu flüchten, in denen sie vor den Abwehrkräften einigermaßen sicher sind und sich dort zu verstecken, um bei gegebener Gelegenheit dann erneut und schlimmer als zuvor auf den Plan zu treten. Es darf nicht zur geringsten Duldung eines Krankheitserregers kommen – und schon gar nicht dazu, daß er nicht mehr als gefährlich erkannt wird.

Um es noch einmal zu wiederholen: Ein grippaler Infekt, und wäre er von 39 Grad Fieber begleitet, ist keine Krankheit im eigentlichen Sinn. Krank ist erst der Körper, dessen Immunsystem nicht mehr in der Lage ist, den Körper zur kraftvollen Reaktion zu mobilisieren.

Von verschleppten Infektionen zur Thymopause

Verfolgen wir die »Leidensgeschichte« von Frau Hannelore M. weiter: Zum zweitenmal innerhalb von vier Wochen krank – das wollte und konnte sie nicht zugeben. Deshalb ging sie, obwohl diesmal die Antibiotika nicht halfen, nach drei Tagen wieder zur Arbeit. Trotz leichten Fiebers, trotz eines heftigen Schnupfens und großer körperlicher Zerschlagenheit. Und weil sie zeigen wollte, daß sie kein »zartes Pflänzchen« ist, das vom leichtesten Windstoß umgeworfen wird, bemühte sie sich, doppelt fleißig und pünktlich zu sein. Das gelang ihr allerdings nur unter Aufbietung der letzten Kraftreserven. Nach acht Tagen hatte sie das Schlimmste durchgestanden. Es ging wieder. Nur der lästige Schnupfen wollte nicht so recht verschwinden. Sie wartete Woche um Woche, lutschte fleißig Tabletten – und nahm den Schnupfen schließlich hin, als wäre er etwas Selbstverständliches.

Abwarten, ob die Krankheit von alleine verschwindet, reicht nicht aus – man muß das Leiden auskurieren

Bei der nächsten »Erkältung« handelte sie nach demselben Schema: Die Zähne zusammenbeißen und ja keine Schwäche zeigen! Noch bäumte sich das Abwehrsystem auf, wenngleich die Reaktionen längst nicht mehr so heftig waren wie früher. Und jedesmal wurden sie entweder mit Antibiotika geknebelt – oder die Anstrengungen des Immunsystems gingen im Streß des Lebens einfach unter.
Nach einer weiteren Virus-Infektion, die wieder nicht

ernst genommen wurde, litt Hannelore M. plötzlich an einer sehr schmerzhaften Nervenentzündung (Polyneuritis). Es begann damit, daß die junge Frau in Händen und Füßen immer häufiger ein Kribbeln verspürte, als liefen ständig Ameisen darüber. Danach waren die Glieder zeitweise wie abgestorben. Hinzu kamen heftige Schmerzen, verbunden mit Entzündungen, bald im Handgelenk, bald in den Knöchelgelenken – und selbst in der linken Gesichtshälfte.

Plötzlich litt die Patientin an einer Nervenentzündung

Frau Hannelore dachte zunächst, sie hätte sich irgendwie verkühlt oder überanstrengt. Dann befürchtete sie, Rheuma zu haben. Doch da die Erscheinungen in bestimmtem Rhythmus auftraten und immer nur drei, vier Stunden anhielten, vermutete der behandelnde Arzt eine Allergie. Und er fand auch als Allergen tierisches Eiweiß. Frau Hannelore wurde angehalten, zunächst ganz auf Fisch und Fleisch zu verzichten. Das tat sie – und war ihre Beschwerden los. Sie wurde zur Vegetarierin – und sah keinerlei Veranlassung, mehr für ihre Gesundheit zu tun. Zumal sie fortan – sie war inzwischen 36 Jahre alt – auch nicht mehr erkältet war. Keine Grippe mehr, kein Fieber. Nach wie vor hatte sie zwar ihren Schnupfen, aber sie hielt sich für gesund und glaubte, dies der gesunden Ernährung zu verdanken. Wenn man sie fragte, wie es ihr ginge, dann sagte sie: »Ich habe die Kinder- und Jugendkrankheiten für immer hinter mir. Endlich bin ich erwachsen und gesundheitlich stabil.«

Das war eine böse Täuschung, wie sie so viele Menschen heute um das 40. Lebensjahr herum erleben. Hannelore M. fühlte sich beschwerdefrei – und das verwechselte sie mit gesund. In Wirklichkeit hatte bei ihr bereits die Thymopause eingesetzt – der Zeitpunkt

Beschwerdefrei sein heißt nicht, gesund zu sein

der großen Gesundheitskrise. Das ist in der Tat eine kritische und tückische Lebensphase. Kritisch, weil jetzt das Risiko, richtig krank zu werden, enorm ansteigt: Es drohen die schweren chronischen Krankheiten wie Rheuma, Diabetes, Arteriosklerose, Bluthochdruck, Krebs ... Tückisch, weil es scheinbar überhaupt keine Anzeichen dafür gibt, weil man nicht gewarnt wird, sondern sich im Gegenteil von den vielen lästigen Störungen befreit fühlt.

Man könnte das, was sich mit der Thymopause ereignet, fast mit einem anderen gravierenden Ereignis vergleichen, vor dem sich besonders Frauen fürchten: die sogenannten Wechseljahre, das Klimakterium, die Menopause. Mit einer Pause hat beides nichts zu tun, sondern mit dem Aufhören: Schon ab dem 35. Lebensjahr beginnen die Drüsen im menschlichen Körper, die mit der Produktion der Sexualhormone befaßt sind, diese Produktion langsam zu drosseln, um diese dann nach und nach fast ganz einzustellen. Zwischen dem 45. und 55. Lebensjahr werden die Folgen der körperlichen Umstellung und der Hormondefizite spürbar und sichtbar – und zwar nicht nur bei Frauen. Männer sind ebenso betroffen: Die Haut beginnt zu welken. Es zeigen sich mehr und mehr Falten. Die Haare werden dünner. Der Körper verliert seine straffe Haltung. Die typischen männlichen oder weiblichen Formen gleichen sich einander langsam an: Die Zeit der jugendlichen Frische ist vorbei. Das Alter beginnt.

Die Eierstöcke stellen langsam die Tätigkeit ihrer Hormone ein, während andere Drüsen ihre Hormone alle ein Leben lang produzieren

Warum die Quellen der Sexualhormone schon so früh zu versiegen beginnen, wissen wir nicht. Vielleicht resultiert dieser Vorgang aus früheren Zeiten mit der weit kürzeren Lebenserwartung. Vielleicht wollte die Natur auch nur sogenannte »alte Mütter« verhindern, daß also Frauen deutlich über 30 noch einmal schwanger werden können.

Frauen fürchten die Wechseljahre, weil sie im Leben etwas Endgültiges darstellen – und das Alter ankündigen – obwohl sie von den Menstruationen befreit werden, unter denen sie rund vier Jahrzehnte lang gelitten haben. Die Wechseljahre sind auch vom Wohlbefinden her keine erstrebenswerte Lebensphase, zeigen sich in der hormonellen Umstellung doch mancherlei körperliche und seelische Beschwerden.

Frauen fürchten die Wechseljahre, bringen sie doch mancherlei körperliche und seelische Beschwerden mit sich

Wir sollten uns in diesem Zusammenhang daran erinnern, daß es der Medizin gelungen ist, die »Goldenen Jahre« der Frau, also die Lebenszeit zwischen erster Regel und Menopause, mehr als zu verdoppeln. Noch vor hundert Jahren bekamen junge Frauen die »ersten Tage« erst mit rund 18 Jahren. Und schon lange vor dem 40. Lebensjahr waren sie in den Wechseljahren. Heute werden die jungen Mädchen im Durchschnitt bereits mit 13 Jahren geschlechtsreif. Die Wechseljahre konnten aber – wiederum im Durchschnitt gesehen – hinter das 50. Lebensjahr hinausgeschoben werden.

Beim Verschieben der Menopause in spätere Lebensjahrzehnte wurden vor allem zwei Einsichten und Möglichkeiten bedeutsam: Einmal kann man heute den nachlassenden Hormonspiegel von außen her anheben. Der Arzt vermag zu ergänzen, was der Körper von sich aus nicht mehr zu leisten imstande ist. Ich möchte meinen: Die Hormon-Verabreichungen ab dem 35. Lebensjahr sind speziell für Frauen unbedingt legitim und auch nicht widernatürlich. Sie erhalten Jugendkraft und weibliche Schönheit. Und sie stabilisieren, was besonders bedeutsam ist, die Knochen. Die gefürchtete Osteoporose kann verhin-

Hormonpräparate sollten nur unter ärztlicher Kontrolle angewendet werden

dert, in späteren Jahren deutlich gebremst werden. Wichtig ist bei den Hormon-Verabreichungen nur die regelmäßige ärztliche Kontrolle. Sie muß unter anderem garantieren, daß tatsächlich nur Fehlendes ergänzt und nicht der Körper mit Hormonen überschüttet wird. Es gibt inzwischen Frauen, die seit nunmehr 30 Jahren Östrogene bekommen – ohne jede gesundheitliche Schädigungen.

Zum anderen aber, und das ist noch viel wichtiger, konnten in den letzten Jahrzehnten die Beobachtungen verfestigt und bestätigt werden: Die Dauer der Hormonproduktion hängt vom Bedarf ab. Ganz grob gesagt: Wenn die Sexualhormone nicht »abgerufen«, also nicht benötigt werden, stellt der Körper ihre Produktion entsprechend früher ein. Und somit beginnt auch das »Welken« früher. Man hat immer wieder gesehen, daß junge Frauen um die 30, die plötzlich ihren geliebten Partner verloren, gewissermaßen von einem Tag auf den anderen in die Wechseljahre gerieten. Man spricht bei älteren Frauen, die leicht gekrümmt daherkommen, vom »Witwenrücken«, weil Knochendeformationen eben bei Witwen und bei Frauen, die sich nicht sexuell betätigen, besonders häufig beobachtet werden. Das bedeutet: ein gesundes aktives Sexualleben führt nicht, wie weithin immer noch befürchtet wird, zum schnelleren »Verblühen« oder dazu, daß man vorzeitig »verlebt« aussieht, sondern im Gegenteil: Es sorgt für eine natürliche, gesunde Hormonproduktion und Hormonausschüttung und erhält damit jugendlich.

Vereinsamung ist sehr belastend und beeinflußt über die Psyche die Hormonproduktion

Ich erwähne das alles nur, um anhand des Beispiels die Thymopause bildlicher darstellen zu können. Die beiden »Pausen« haben nämlich vieles gemeinsam: Wie bei der Menopause gibt es bei der Thymopause im menschlichen Organismus einen Ausfall. Betroffen ist die Thymusdrüse, das »Gehirn« und »Schulungszentrum« unseres Immunsystems.

Dieser Ausfall kann ebenfalls durch mangelnden Bedarf zustande kommen: Wer sich von der Welt absondert, nur noch in vollklimatisierten Räumen lebt, mit steriler Luft und keimfreier Nahrung in Berührung kommt, wer seinem Abwehrsystem keine Chance gibt, indem er jedes kleinste Anzeichen einer Infektion sofort und massiv behandelt, wer also sein Immunsystem nicht fordert, bei dem muß es mit der Zeit, und zwar vorzeitig, verkümmern. Ich habe schon darauf hingewiesen, daß möglicherweise auch das Impfen gegen alle denkbaren Kinderkrankheiten ohne Zulassen von Infektionen zu einer solchen Verkümmerung führen kann. Dazu gehört aber auch ein Leben in übermäßigem Streß, in Angst und Besorgnis: In einem freudlosen Dasein, in dem die immunstärkende Heiterkeit fehlt, das von Hetze und Unruhe geprägt ist, kann sich ein Immunsystem niemals frei entfalten. Es wird pausenlos geknebelt, unterdrückt, »abgeschaltet«. Es muß deshalb ebenfalls vorzeitig aufgeben.

Die Gesamtheit sozialer Beziehungen und ein natürliches Verhältnis zur Umwelt wirken sich positiv auf den Organismus aus

Viel häufiger noch als der fehlende Bedarf werden die Überforderung und die Irritierung des Immunsystems die Thymusdrüse zur Aufgabe zwingen: Sie ist erschöpft. Hier spielen die Allergien eine besonders verhängnisvolle Rolle. Ein Organismus, der Jahr für Jahr einige Wochen lang in anstrengendem, panischem »Abwehrkampf« gegen Blütenpollen steht und in dieser Zeit schon gar nicht mehr weiß, was wichtiger ist, diesen Pollenüberfall oder die Viren oder Bakterien zu bekämpfen, leistet Schwerstarbeit. Ein Allergiker, der vom Hausstaub krank wird – und zwar nicht nur zu bestimmten Zeiten, sondern das ganze

Der Thymus ist das Zentralorgan der Immunabwehr

Ein Organismus, der Schwerstarbeit leistet, ist anfällig für Krankheiten

Jahr über, ist noch weit schlimmer dran. Der Nahrungsmittel-Allergiker, der vielleicht gar nicht weiß, worauf sein Körper allergisch reagiert, lebt ebenfalls in ständigem, verzweifelten Abwehrkampf. Bei Menschen mit einer Polyallergie ist die Belastung noch größer.

Hier wird man an die zunehmende Zahl der Altersdiabetiker erinnert: Infolge zu üppiger Ernährung und zu massiver Streßsituationen kann es dazu kommen, daß die Rezeptoren der Körperzellen nicht mehr so gut auf Insulin ansprechen. Dann muß die Bauchspeicheldrüse erheblich mehr von dem Hormon produzieren, damit der Zucker aus dem Blut in die Zellen hineingelangen kann und der Blutzuckerspiegel nicht zu hoch ansteigt. Ist eines Tages die Bauchspeicheldrüse wegen dieser Mehrarbeit erschöpft, muß der Betroffene das Insulin seinem Körper von außen zuführen. Häufig ist das heute schon um das 40. Lebensjahr der Fall.

Thymus-Peptide bieten gezielte Hilfe für die körpereigenen Abwehrkräfte und ein einwandfrei funktionierendes Immunsystem

Bei der erschöpften oder verkümmerten Thymusdrüse ist die Situation deshalb viel schwieriger, weil dem Körper nicht nur ein bestimmtes Hormon, sondern eine ganze Reihe wichtiger Hormone und Enzyme fehlt, wovon jedes seine spezielle Aufgabe im Abwehrmechanismus innehat. Nur die Gesamtheit der Thymus-Peptide kann ein einwandfreies Funktionieren des Immunsystems garantieren. Alle Versuche, einzelne Thymus-Hormone zu isolieren und dem Körper zur Stärkung und Neuorientierung der Abwehrkräfte zu vermitteln, sind bisher Stückwerk geblieben. Doch selbst wenn man sämtliche Peptide, die bis zur Stunde noch gar nicht alle bekannt sind, zur Verfügung hätte, wäre das noch zu wenig. Erst in der richtigen, natürlichen Mischung, erst im Zusammentreffen mit zusätzlichen Peptiden entfalten sie ihre optimale Wirkung auf das Immunsystem. Deshalb enthält Thymosand als ein naturidentisches, standardisiertes Arzneimittel alle wichtigen immunregulatorischen Wirkstoffe aus der Thymusdrüse stets in derselben Menge bei gleichbleibender Aktivität.

Von der Thymusdrüse und den Keimdrüsen, in denen die Sexualhormone hergestellt werden, wissen wir, daß sie in direktem Widerpart zueinander stehen. Der gesunde Körper bemüht sich darum, die Hormone der einen und anderen Seite stets im Gleichgewicht zu halten. Nur in bestimmten Entwicklungsphasen des Körpers muß eine Seite zugunsten der anderen zurückstehen. So ist die Thymusdrüse bis zum Beginn der Pubertät besonders kräftig und prall – und somit das Immunsystem besonders stabil. Das ist auch deshalb nötig, weil ihre Hormone mit dem Wachstum zu tun haben.

In der Pubertät aber, wenn aus dem Heranwachsenden ein Mann oder eine Frau werden soll, wenn sich die typischen männlichen und weiblichen Merkmale und Formen entfalten, wäre eine zu mächtige Thymusdrüse ein Hindernis, das im schlimmsten Fall sogar Männlichkeit und Weiblichkeit blockieren könnte. Deshalb muß der Organismus die Aktivitäten der Thymusdrüse vorübergehend drosseln. Das ist dann eine Phase, in der die Anfälligkeiten zunehmen. Früher starben besonders viele Jugendliche während der Pubertät oder kurz danach an einer Tuberkulose oder anderen schweren Infektionen. In dieser Zeit eines gedämpften Immunsystems ist auch das Risiko, eine Allergie zu bekommen, besonders groß. Deshalb müßte nach Abschluß der Pubertät, also spätestens um das 25. Lebensjahr, etwas Besonderes zur

Der Sicherheitsstandard für Thymosand® ist doppelt so hoch, wie dies für die Anwendungssicherheit von Arzneimitteln aus biologischem Material vom Gesetzgeber gefordert ist

Das Immunsystem muß daran gehindert werden, das werdende Leben, das von den Genanlagen des Vaters her etwas Fremdes ist, abzustoßen

»Aufrüstung« des Immunsystems getan werden. Dem steht bei Frauen oft entgegen, daß sie genau zu diesem Zeitpunkt zum erstenmal schwanger werden. Das ist aber ein zweiter Lebensabschnitt, in dem der Organismus das Immunsystem drosseln muß. Die Aktivitäten der Thymusdrüse müssen während der Schwangerschaft gebremst werden, weil sonst das keimende Leben, das ja zumindest ein Stück weit ein fremdes Leben ist, »abgestoßen« würde. In einem solchen Fall also hat das Immunsystem seine ursprüngliche Schlagkraft noch nicht wiedererlangt – und wird bereits erneut gedämpft. Das ist einer der Gründe dafür, daß Schwangere anfälliger sind als andere, daß sie beispielsweise, kaum in anderen Umständen, die Röteln bekommen und damit eine Mißbildung des keimenden Lebens riskieren. Der zweite Augenblick, etwas für das Immunsystem zu tun – vor allem Allergien auszuheilen – wäre also der Augenblick vor einer Schwangerschaft.
Es ist auch die bis heute unbeantwortete Frage, welchen Einfluß die ständige Einnahme der »Antibabypille« auf das Immunsystem hat. Da junge Mädchen heute schon mit 14 Jahren die »Pille« nehmen – also noch während der Pubertät und in der Zeit eines geschwächten Abwehrsystems, da die »Pille« eine Schwangerschaft vortäuscht und somit das Immunsystem möglicherweise noch zusätzlich drosselt, müssen wir davon ausgehen, daß junge Frauen heute über ein desolates Abwehrsystem verfügen. Sie sind anfälliger und neigen deshalb auch mehr als andere zu Allergien. Ich halte es im Hinblick auf das Immunsystem für nötig, daß einerseits die »Pille« nicht zu früh gegeben wird und andererseits jede junge Frau in regelmäßigen Abständen die »Pille« absetzt, damit

das Immunsystem die Möglichkeit bekommt, sich befreit zu regenerieren. Denn: Was in dieser Zeit verdorben wird, ist kaum mehr zu korrigieren. Ein ständig unterdrücktes Immunsystem muß zur vorzeitigen Thymopause führen. Die eigentliche Gesundheitskrise aber ist dann die Thymopause selbst.

Die von außen zugeführten Sexualhormone durch die Anti-Baby-Pille tragen zur Verkürzung der Thymusdrüse und zur vorzeitigen Thymopause bei

Wenn ich eben noch davon gesprochen habe, daß Frauen ab dem 35. Lebensjahr – unter Kontrolle eines Arztes – durchaus fehlende Sexualhormone ersetzen dürfen, so ist das kein Widerspruch. Mag die »Pille« in jungen Jahren als »Immun-Hemmer« problematisch sein – die Östrogene im reiferen Alter sind für ein perfekt funktionierendes Immunsystem geradezu notwendig, weil der Körper das Gleichgewicht der Hormone herzustellen versucht. Sinkt der Spiegel eines Hormons, wird automatisch auch der »Gegenspieler« vermindert, damit die Ausgewogenheit wieder gegeben ist. Es wäre deshalb ein grundlegender Fehler, wollte man das Immunsystem stärken, indem man – obwohl weder Pubertät noch Schwangerschaft gegeben ist – die Sexualhormonproduktion herabsetzt oder absinken läßt.

An dieser Stelle müßte man noch erwähnen, daß auch die Hormone der Nebenniere und der Nebennierenrinde »Gegenspieler« zu den Thymus-Peptiden sind. Wenn Allergien, etwa allergisches Asthma, mit einer Cortison-Dauerbehandlung gedämpft werden, dann wird damit gleichzeitig das Immunsystem deutlich gedrosselt. Wollte man schon bei Kindern, die unter einer Allergie leiden, eine Cortison-Dauerbehandlung zur Anwendung bringen, würde man nicht nur riskieren, daß sie immer anfälliger werden, sondern man müßte auch damit rechnen, daß das Wachstum gestoppt wird.

Ein gesunder Organismus »weiß«, wann fremde Stoffe aus der Umwelt gefährlich sind und wann nicht

Das mag sich kompliziert anhören, ist aber recht einfach: Wir müssen von klein auf dafür sorgen, daß eine gesunde Auseinandersetzung unseres Körpers mit der Umwelt stattfinden kann. Schädlich sind ebenso zu starke Schonungen wie Überforderungen. Es gibt Zeiten, in denen wir natürlicherweise anfälliger sind als sonst. In diesen Zeiten müssen Infektionen besonders sorgfältig auskuriert werden. Es wäre sinnvoll, vor und nach den Zeiten besonderer Anfälligkeit das Abwehrsystem gründlich aufzubauen, damit es wieder voll funktionsfähig ist und sich keine Fehler einschleichen können. Wir dürfen vor allem in den Zeiten eines gedrosselten Immunsystems nicht zusätzlich massiv in die sehr empfindlichen Gleichgewichtsverhältnisse der Hormone eingreifen. Wenn wir es trotzdem tun, muß uns bewußt bleiben, daß die volle Korrektur in abzusehender Zeit nötig wird.

Allergien sind nicht vererbbar – nur die Neigung dazu

Das alles wird dann doppelt und dreifach wichtig, wenn in unserem Erbgut eine Neigung zu einer Allergie vorhanden ist. Wenn ein Elternteil beispielsweise unter Heuschnupfen leidet, dann darf beim Kind vom ersten Lebensjahr an auch nicht die kleinste Erkältung verschleppt werden. Nicht die Krankheit, nicht das Fieber darf die Eltern schrecken – sondern der Gedanke, die Krankheit könnte nicht völlig ausgeheilt sein. Deshalb: Antibiotika wirklich nur im ernsten Notfall. Allergien sind nicht erblich – nur die Neigung dazu ist es. Sorgen Sie dafür, daß aus der Neigung niemals die falsche Reaktion wird! Denken Sie daran, daß die Allergie, sollte es dazu kommen, nicht wiederum ein Heuschnupfen sein muß. Sie könnte sich auch ganz anders äußern. Deshalb wäre Leichtsinn, sollte das Kind vom Heuschnupfen verschont bleiben, überhaupt nicht angebracht.

Frau Hannelore M. entwickelte während der Thymopause eine starke Polyallergie. Sie bekam Asthma, das so schlimm wurde, daß sie zu ersticken glaubte. Durch einen Krampf der Bronchienäste, in denen die Schleimhaut dick angeschwollen war, bildeten sich »Tümpel«, in denen verbrauchte Luft und Schleim festgehalten wurden. Sie konnte also weder ein- noch ausatmen, begann zu keuchen und lief blau an. Solche Anfälle dauerten zunächst nur wenige Minuten, bald aber bereits Stunden. Erst dann ging sie zum Arzt, der die Allergie feststellte. Und zwar reagierte Hannelore allergisch gegen Hausstaub, gegen Waschpulver, gegen Puder und eine ganze Reihe anderer Staubarten.

Die Patientin war gegen Waschpulver, Hausstaub und viele andere Staubarten allergisch

Vielleicht wäre Frau Hannelore M. nicht zu uns gekommen, hätte es eine Fluchtmöglichkeit vor den Allergenen gegeben. Doch weil man vor Hausstaub, Waschpulver und dergleichen nicht davonlaufen kann, weil sie nicht ständig Medikamente einnehmen wollte, die die Histamin-Auswirkungen blockieren, um auf diese Weise den Asthmaanfall zu verhindern, kam sie zu uns nach Obertal. Wir konnten ihr mit einer kombinierten Immuntherapie (Thymosand, Serum) helfen. Seit ihrem zweiten Aufenthalt ist sie von Asthma-Anfällen verschont geblieben.

Ich habe dieses Beispiel erzählt, weil es die typischen Fehler aufzeigt, die uns täglich unterlaufen: Vernachlässigung des Ausheilens leichter Infektionen, Anwendung falscher Medikamente, Verschleppen von Krankheiten, tatenloses Hinnehmen eines Schnupfens in der trügerischen Erwartung »Das wird schon wieder«, irrtümliche Einbildung, gesund zu sein, weil sich keine »Erkältungen« mehr einstellen – und somit Verkennung der Thymopause als vermeintlich stabile Gesundheit.

Fehler, die die stabile Gesundheit gefährden

Ständige Überforderung des Immunsystems kann zu Allergien führen

Im Fall von Frau Hannelore M. hat sich die Irritation des Immunsystems infolge der ständigen Überforderung in einer Allergie geäußert. Es hätten auch schmerzhaftes Rheuma, Bluthochdruck oder Krebs sein können. Womit ich nur noch einmal festhalten möchte: Allergien gehören zu den chronischen Leiden. Sie sind nicht etwas Banales, das man hinnehmen dürfte, keine leichte Störung, mehr Belästigung als Gefährdung, sondern immer sehr ernste Warnung. Sturmwarnung! Und die Gefahr, vor der sie warnen, bleibt so lange bestehen, bis die Allergie restlos beseitigt ist.

Der kleine Markus und seine Dermatitis

Der Schock ist groß, wenn bereits ein Baby zu Allergien neigt

Ein anderes Beispiel ist heute schon beinahe an der Tagesordnung, so oft kommt es vor: Markus wurde 1982 geboren. Scheinbar völlig gesund kam der Junge zur Welt. Die Eltern freuten sich riesig, bis sie der Arzt zur Seite nahm und ihnen eröffnete: »Wir haben einen Test gemacht. Ihr Kind besitzt die Anlagen zu allergischen Reaktionen.« Die Eltern waren verstört, weil sie sich diese »Schwäche« überhaupt nicht erklären konnten. Weder Vater noch Mutter hatten bisher den geringsten Hinweis auf eine Allergie an sich entdecken können. Zunächst war auch bei Markus nichts Ungewöhnliches festzustellen. Die Allergie zeigte sich erst, als der Junge etwas mehr als ein halbes Jahr alt war. Ab diesem Zeitpunkt bekam er jedesmal, nachdem er gestillt worden war, auf der Haut große rote Flecken. Die Haut war an den betroffenen Stellen rauh und trocken. Ziemlich rasch bildeten sich auf den Entzündungen Wundkrusten.

Was damals als Allergen angesehen wurde, gilt heute als zweifelhaft: Muttermilch. Wie dem auch sei. Die Eltern versuchten, auf Kuhmilch auszuweichen. Doch die allergischen Reaktionen blieben dieselben. Der Junge bekam Sojamilch und Haferschleim – und blieb endlich von seiner Dermatitis verschont. Die Ekzeme heilten rasch ab. Doch beim kleinsten Ernährungsfehler waren sie wieder da. Und wie sich nach und nach herausstellte, litt das Kind unsagbar unter dem starken Juckreiz. Es wurde immer nervöser. Und sobald es dazu in der Lage war, begann es heftig zu kratzen. Bald war sein kleiner Körper blutig gekratzt und mit offenen Wunden bedeckt. An den Ärmchen, an den Beinen, auf der Brust.

Hatten die Eltern noch gehofft, die Allergie bliebe auf die Milch beschränkt, so sahen sie sich bald bitter enttäuscht. Markus vertrug nicht nur keine Milch, keine Milchprodukte wie Joghurt, Butter, Käse, er bekam seine juckenden Ekzeme auch nach dem Genuß von Eiern und manchen Fleischsorten. Die Ernährung wurde zu einem schwierigen Problem: Kein Pudding mit Milch, kein Milchreis, kein Butterbrot, keine Haferflocken mit Milch, kein weichgekochtes Ei, kein Milchspeiseeis. Immer häufiger mußte die Mutter abwehren: »Nein, das darfst du nicht essen, sonst beginnen deine Arme und Beine wieder zu jucken!« Wie sollte sie dem kleinen Kerl klarmachen, daß seine älteren Geschwister alles essen durften, ohne die geringsten Probleme zu bekommen, während bei ihm gerade die leckersten Speisen verboten waren?

Ist man gegen alle Milchprodukte allergisch, wird die Ernährung zum Problem

Markus kam in den Kindergarten und mußte auch dort – zusammen mit drei weiteren Kindern – ohne tierisches Eiweiß verköstigt werden. Bald fühlte er sich als Außenseiter, der nichts durfte, was anderen Spaß

Das Verbotene ist für Kinder besonders reizvoll

bereitete. Ihm war das Los beschieden, zusehen zu müssen. Natürlich war er gerade auf die verbotenen Speisen wild, auf frische Milch, auf Eis, auf Schokolade. Immer wieder versuchte er, an das Verbotene heranzukommen, indem er etwa sein Fruchteis gegen ein Milcheis eintauschte. Doch die Dermatitis verschlimmerte sich nach jedem Fehler dieser Art. Zeitweise war der ganze Oberkörper des Kindes von einem einzigen, häßlichen Ekzem bedeckt, trotz aller Vorsicht der Eltern und der Schwestern im Kindergarten.

Es ist zutiefst beunruhigend, daß solche Kleinkinder-Allergien heute längst keine Seltenheit mehr sind. Man muß sich fragen: Wie kommt es zu solchen allzu frühen Allergien? Ich bin überzeugt davon, daß nicht nur die so typische Dermatitis als Allergie gesehen werden muß, sondern auch vieles, was heute unter dem Begriff Pseudokrupp bekannt ist: Das Immunsystem der Kinder reagiert heftig auf unsere verdorbene Umwelt.

Neugeborene bauen in den ersten sechs Monaten ihr Immunsystem auf

Man muß sich das etwa so vorstellen: Im ersten halben Jahr des Lebens baut der Körper des Neugeborenen sein Immunsystem Schritt um Schritt auf. Zunächst ist er noch von den Abwehrkräften der Mutter, die er mitbekommen hat und mit der Muttermilch weiterhin erhält, geschützt. Doch dann kommt, etwa nach sechs Monaten, der Augenblick, in dem das Immunsystem des Kindes sich selbständig behaupten muß. Das ist die erste große Bewährungsprobe im Leben jedes Menschen. Ohne Hilfe von außen muß der Körper die richtigen Antworten auf die Umwelt finden, in die er hineingeboren wurde. In seinem Erbgut, das er von den Eltern mitbekommen hat, sind diese Antworten milliardenfach gespeichert – doch dieser Erfahrungsschatz ist für die moderne

Welt nicht mehr komplett. Vielleicht hat er für die Eltern eben noch ausgereicht – wobei keineswegs sicher ist, daß nicht auch sie schon unter Allergien litten. Vielleicht wußten sie nur nicht darum.

Das Kind, das von seiner Mutter als Nahrung Milch bekommt, kennt zwar die gesunde Reaktion auf die bereits geschilderte vielfältige Milch – mit Nährstoffen, Abwehrstoffen, Lebensstoffen –, doch das Abwehrsystem muß sehr rasch feststellen: Das ist nicht die Milch, die zu meiner Antwort paßt. Hier gibt es Bestandteile, die ich nicht kenne, Schwermetalle, Rückstände von Medikamenten und andere chemische Substanzen. Schließlich wird das Immunsystem ja nicht mit der Milch als solcher konfrontiert, sondern mit ihren tausend Bestandteilen. Diese gilt es zu identifizieren. Die Milch in ihrer Gesamtheit mit ihrem typischen Geschmack und ihren übrigen Eigenheiten wird nur noch zum auslösenden Signal: Achtung, die Gefahr ist wieder gegeben!

In der Milch befinden sich auch Schwermetalle, Rückstände von Medikamenten und andere chemische Substanzen

Schon beginnt die Irritation: Ist diese Milch nun tatsächlich harmlos und gut, wie die ursprüngliche Antwort es besagt – oder ist sie etwas Schädliches? Möglicherweise besitzt die Milch selbst auch schon Antikörper gegen die belastenden Milch-Zusatzstoffe. Auf jeden Fall reagiert der kleine Körper mit massiven Abwehrmaßnahmen: Er stellt Antikörper her – und reagiert fortan allergisch gegen Milch – und gegen Eiweiß, das ähnliche belastende Bausteine mitbringt.

Die Hauterscheinungen als Folge der allergischen Reaktion können sehr unterschiedlich sein. Nicht selten treten die Ekzeme im Gesicht auf. Ein Kind bekommt nur einen kaum wahrnehmbaren Ausschlag, der bald wieder verschwindet. Ein anderes hat große gelbe Bläschen, die aufplatzen und eine wäßrige Flüs-

Ein Lebensmittel-Test findet heraus, ob ein Kind auf die Molke in der Milch allergisch ist

sigkeit absondern. Die Allergie muß sich aber wiederum nicht unbedingt in einer Dermatitis äußern. Das Kind kann von der Milch oder anderen Nahrungsmitteln auch Asthma, heftige Leibschmerzen oder Durchfall bekommen.

Man hat versucht, dem Allergen in der Milch auf die Spur zu kommen, indem man die Dickmilch von der Molke getrennt hat, um herauszufinden, ob sich das Allergen im einen oder im anderen findet. Und es gibt tatsächlich Fälle, in denen ein Kleinkind keine allergischen Reaktionen mehr zeigt, sobald die Molke aus der Milch entfernt wurde. Wenn das so ist, verträgt es auch Dickmilch und die meisten Käsesorten sowie Butter. Das ist eher ein Hinweis auf eine Unverträglichkeit von Milchzucker (Laktose-Intoleranz). Eine Beobachtung in dieser Richtung kann sich lohnen – doch das Allergie-Problem löst sie nicht.

Es muß fast wie Hohn klingen, gibt man den Eltern den Rat, sie sollen die frische Kuhmilch für das allergische Kind sechs Stunden lang eindampfen, um damit das Allergen zu zerstören. Ganz abgesehen davon, daß man Milch wohl kaum einen halben Tag lang kochen kann – was bliebe am Ende noch übrig? –, müßte man ja, um das Kind überhaupt ernähren zu können, bei Tag und bei Nacht pausenlos Milch am Kochen halten. Dann wäre es schon gescheiter, man würde tatsächlich auf Haferschleim und Sojamilch ausweichen. Doch das eigentliche Allergie-Problem bliebe auch damit bestehen.

Wie kann also die Lösung aussehen? Gewiß: Auch in diesem Fall muß am Anfang die genaue Einsicht in die Allergie stehen. Es muß exakt abgeklärt werden, daß es sich bei dem Leiden des Kindes nicht um eine andere Krankheit, sondern tatsächlich um eine Allergie handelt. Ebenso sorgfältig muß geklärt werden, welches Allergen – oder welche Allergene – für die Allergie verantwortlich sind. Es wäre unsinnig, wollte man das Kind weiterhin den Nahrungsmitteln aussetzen, die seine Allergie auslösen. Das müßte sein Immunsystem übermäßig strapazieren und noch mehr irritieren. Deshalb ist es schon richtig, wenn man alle Speisen, die vom allergischen Kind nicht vertragen werden, rigoros ausschaltet – möglichst sogar so, daß sie im Haushalt nicht mehr zu finden sind. Denn es wäre unerträglich für das Kind, würde man selbst oder würden seine Geschwister große Becher Milch trinken – und es müßte dabei zusehen. Wenn es in einer Familie einen Allergiker gibt, sollten sich meiner Meinung nach alle so einrichten, als wären auch sie gegen dessen Allergene empfindlich. Es handelt sich ja nicht um einen lebenslangen Verzicht. In den meisten Fällen läßt sich die Allergie besiegen – und dann werden aus Allergenen wieder ganz normale Lebensmittel, die getrost verspeist werden dürfen. Das muß auch das Ziel jeder Allergie-Behandlung sein – ganz speziell bei Kindern und Kleinkindern.

Für ein Kind ist es besonders schwer zuzusehen, wenn Spielgefährten das geliebte, aber verbotene Lebensmittel essen

Lassen Sie mich zum Abschluß des Kapitels noch einige Hinweise für Eltern allergisch reagierender Kinder anführen:

Tips für Eltern allergisch reagierender Kinder

- Kinder mit Allergien brauchen nicht in Watte gepackt zu werden, und es wäre grundfalsch, wollte man gerade bei ihnen für jede mögliche Infektion eine Vorsorge treffen. Denn es gilt zugleich, sie vor übermäßigen Belastungen des Immunsystems zu schützen – und dazu gehört auch unnötiges Impfen. Selbstverständlich ist jedes Kind anders, und auch jede Allergie bedarf einer spezifischen Therapie und Vorbeugung.

Tagebuchähnliche Aufzeichnungen helfen, der Allergie auf die Spur zu kommen

Eltern von allergisch reagierenden Kindern müssen deshalb in ständigem Kontakt mit einem Kinderarzt stehen – und sie sollten sich darum bemühen, diesem Arzt soviel Informationen wie möglich zu liefern. Dazu gehören tagebuchähnliche Aufzeichnungen mit präzisen Angaben: Wann hat das Kind als Nahrung was bekommen? Wieviele Minuten/Stunden später zeigten sich Reaktionen? Welcher Art waren die Reaktionen? Zeigten sie sich auf der Haut? Wenn ja – wie entwickelten sie sich? (Genaue Schilderung: Wie sieht das Ekzem oder der Ausschlag aus, wie verändert er sich im Laufe der Zeit? Blieb er trocken oder begann er zu nässen? Wie lange dauerte es, bis er abheilte?) Begann das Kind nach der Fütterung zu husten? Bekam es einen Schnupfen, hatte es Atembeschwerden? Werden solche Beobachtungen regelmäßig gemacht? Stellten sich auf die Ernährung hin Bauchschmerzen, Verdauungsbeschwerden ein? Und so weiter. Ein solches Tagebuch könnte dem Kinderarzt ganz entscheidend weiterhelfen, die Allergie zu identifizieren und die richtigen Maßnahmen dagegen einzuleiten.

Kinder, die allergisch sind, sollten nicht geimpft werden

- Falls der Kinderarzt nicht anderer Meinung ist, gebe ich den Rat, bei allergisch reagierenden Kindern alle Impfungen wegzulassen – mit Ausnahme der Schluckimpfung gegen Kinderlähmung und eventuell der Diphtherie-Impfung. Mädchen sollten gegen Röteln geimpft werden, falls sie diese Krankheit bis zum zwölften Lebensjahr noch nicht durchgemacht haben. Sie ist zwar nicht tödlich, könnte aber bei einer späteren Infektion der Frau während der Schwangerschaft zu schweren Mißbildungen beim Kind führen. Andere Kinderkrankheiten, die unter sorgfältiger Pflege durchgestanden werden, können zu einer neuen gesundheitlichen Stabilität führen, die auch Allergien beseitigt.

Wichtig ist dabei nur, daß man während der Krankheit keine massiven Medikamente zur Anwendung bringt, das Fieber nicht gewaltsam herunterdrückt – solange es nicht über 39 Grad ansteigt –, daß das Kind im Bett bleibt, bis die Krankheit wirklich überstanden ist. Die Mühe und der Aufwand bei der Pflege eines erkrankten Kindes lohnen sich. Denn je gründlicher die Krankheit auskuriert wird – und wäre sie auch nur ein Schnupfen –, desto stabiler ist die Gesundheit dieses Menschen möglicherweise ein ganzes Leben lang.

Im Kleinkindalter wird die Grundlage für ein stabiles, entscheidungssicheres Immunsystem gelegt. Glauben Sie nicht, Sie müßten Ihr Kind unter allen Umständen vor Erkrankungen schützen. Entscheidend ist lediglich, daß diese akuten Erkrankungen nur positive Folgen hinterlassen – nämlich ein schlagkräftiges, abwehrstarkes Immunsystem, das sich in der Umwelt zurechtfindet. Deshalb: Fieberzäpfchen, Antibiotika und dergleichen mehr nur anwenden, wenn es der Kinderarzt unbedingt für nötig hält.

Im Kleinkindalter wird die Grundlage für ein stabiles, entscheidungssicheres Immunsystem gelegt

- Nach einer schweren Infektion kommt es immer wieder zu dem gefürchteten Kinderrheuma, und gelegentlich zeigen sich auch Allergien. Das beobachten wir besonders dann, wenn es zu einem Rückfall kam, weil eine erste »Erkältung« nicht gründlich genug auskuriert wurde. Das Kind ist zu früh neuen Belastungen ausgesetzt worden, nachdem es von Symptomen frei, aber noch lange nicht gesund war. Hier liegt ein großes Risiko: Wenn die Krankheitsanzeichen (Fieber, Entzündungen, Schmerzen) abgeheilt sind, ist die Gesund-

Erst nach einer Krankheit beginnt für den Organismus die eigentliche »Aufräumarbeit« im Körper

heit noch lange nicht zurückgewonnen. Für die Abwehrkräfte beginnt jetzt erst im Körper eine sehr schwierige »Aufräumarbeit«. Die Angreifer sind zwar größtenteils oder sogar völlig vernichtet, doch nun müssen sie auch weggeschafft werden. Mit ihren »Leichen« gilt es, die Ruinen zerstörter Zellen sowie zurückgelassene »Gifte« der Krankheitserreger abzubauen und auszuscheiden. »Barrikaden«, die zur Abriegelung der »Invasion« errichtet wurden, müssen wieder abgetragen werden. Ein enormes Pensum!

Kommen die Abwehr- und Heilkräfte nicht dazu, diese Arbeit zu leisten, weil bereits neue Attacken abgewehrt werden müssen, weil wichtige »Bausteine« fehlen oder weil übermäßiger Streß die Aufräumarbeiten lahmlegt, dann bleiben im Körper Narben, »Schutthalden«, »Ruinen« zurück, die langsam aber sicher anwachsen und den Körper in seinen Funktionen behindern. Möglicherweise existieren sogar »Brückenköpfe« weiter, Eiterherde nämlich, um die herum der Abwehrkampf endlos und ohne entscheidende Auseinandersetzung weiterschwelt.

Nicht während, sondern im Anschluß an eine Krankheit entstehen die Irritationen des Immunsystems

Nicht während der ursprünglichen Krankheit und nicht ihretwegen entstehen die Irritationen des Immunsystems, sondern ganz offensichtlich im unmittelbaren Anschluß daran durch die vielgestaltige Mehrbelastung, durch die Tatsache, daß eine Sache niemals richtig zu Ende gebracht wurde und die Aufgaben sich somit häufen und gegenseitig überschneiden. Die besondere Aufmerksamkeit muß deshalb dem Ende der Krankheit und der unmittelbar anschließenden Rekonvaleszenz gelten. Kinder müssen nach jeder auch noch so kleinen Erkrankung systematisch wieder aufgebaut werden. Mit besonders gesunden, kräftigen Speisen, mit viel Ruhe, mit Schonung. Mit einer Vitamin- und Enzymkur. Mit naturreinen Obstsäften (Schwarze Johannisbeere, Himbeere).

Dieser Aufbau wird um so wichtiger, wenn Sie der Schwere der Infektion wegen Antibiotika oder andere starke Medikamente einsetzen mußten. Speziell nach einer Antibiotika-Behandlung, die unbedingt und sehr sorgfältig zu Ende geführt werden muß und keineswegs zu früh abgebrochen werden darf, ist eine Stärkung und Reinigung des Lymphsystems unumgänglich. Nicht nur die Reste der Krankheitserreger müssen beseitigt werden, sondern zusätzlich die Penicillin-Pilze oder die in Antibiotika enthaltenen ähnlichen Substanzen. Es muß deshalb eine Blutreinigung durchgeführt werden (etwa mit entsprechenden Kräutertees).

Merken Sie sich im Falle einer allergischen Reaktion auf ein Medikament den Namen und den Hersteller des Arzneimittels

Falls es nach Anwendung eines bestimmten Antibiotikums zu einer allergischen Reaktion gekommen ist, sollten Sie sich unbedingt dessen Namen gut merken, damit der Arzt bei einer eventuellen späteren Antibiotika-Therapie ein anderes Präparat verschreiben kann.

Maßnahmen bei allergisch reagierenden Kindern

- Alle Eltern sollten sich daran halten – für jene, deren Kind allergisch reagiert, ist es unverzichtbare Pflicht: Keine zusätzlichen und unnötigen Belastungen durch gefärbte, denaturierte Nahrungsmittel! In dieser Hinsicht sind Farbstoffe in Süßwaren, Speiseeis und Getränken besonders problematisch. Sie können eine Allergie nicht nur verstärken, sondern zusätzliche neue Allergien auslösen, falls die Veranlagung dazu gegeben ist. Wo es möglich ist, sollte man auf Biokost zurückgreifen.

Wichtig ist auch, daß das Kinderzimmer möglichst frei ist von Kunststoffen und Farbstoffen (Tapeten) und daß

Spielzeug sollte aus natürlichen Materialien bestehen

das Kind in natürliche Stoffe und Fasern gekleidet wird. Vor allem das Spielzeug, das von Kleinkindern ja in den Mund genommen wird, dessen Farben oder Plastikteilchen aber auch über die Haut in den Organismus gelangen können, sollte aus natürlichen Stoffen bestehen. Am besten ist nach wie vor Holz, das im natürlichen Zustand belassen ist. Lieber weniger Farben, aber keine Allergie-Gefahr.

Verzichten Sie grundsätzlich in Ihrem Haushalt auf scharfe Reinigungsmittel. Greifen Sie statt dessen lieber auf bewährte Seifen, Schmierseifen und auf Waschpulver zurück, die keine künstlichen »Weißmacher« enthalten. Sorgen Sie dafür, daß die Wäsche gründlich gespült wird, damit in ihr keine Rückstände bleiben. Versuchen Sie gerade bei der Kinderwäsche wieder das gute alte Bleichen an der Sonne. Es desinfiziert die Wäsche und zerstört gleichzeitig schädliche Rückstände.

Sport und viel Bewegung an der frischen Luft trainieren das Immunsystem

- Halten Sie Ihr Kind von klein auf zu robuster sportlicher Betätigung an. Sorgen Sie dafür, daß es bei jedem Wetter an die frische Luft kommt, sich auf natürliche Weise gegen Wetterschwankungen abhärtet, damit es von den vielen kleinen, so sehr unterschätzten Erkältungen verschont bleibt. Sein Immunsystem muß im Training lernen, sich in jeder Situation angemessen zu verhalten. Es darf weder zu hektisch noch zu schwerfällig reagieren.
- Wenn ein Kind seine Allergie mit vier, fünf Jahren immer noch nicht überwunden hat, wäre es Zeit, an eine Thymus-Therapie zu denken. Sie ist meinen Erfahrungen nach zu Hause nicht wirksam durchführbar, sondern das Kind sollte für ein paar Wochen aus seinem gewohnten Lebenskreis herausgenommen werden und in gesunder Umgebung

einen befreienden Urlaub erleben, in dem ihm unter strenger ärztlicher Kontrolle die umstimmende Therapie verabreicht wird. Eine solche Therapie ist keineswegs ein Luxus. Schließlich geht es darum, ich kann es nur immer wieder betonen, das Immunsystem von seinen Fehlleistungen zu befreien, um damit noch Schlimmeres zu vermeiden. Es könnte verhängnisvoll sein – und leider geschieht das heute viel zu oft –, wenn das Kind mit seiner Allergie, also mit einem angeschlagenen Immunsystem, in die Zeit der Pubertät mit ihrem gedrosselten Abwehrsystem käme.

Die Thymus-Therapie befreit das Immunsystem von Fehlleistungen

Am Beispiel des kleinen Markus kann ich aufzeigen, wie es mit einer vernachlässigten Allergie weitergehen kann: Die Eltern von Markus, beide berufstätig, schafften es nicht, Milchprodukte und andere Allergene von ihrem Kind fernzuhalten. Die Allergie wurde infolgedessen immer schlimmer. Dazu kamen zahlreiche Infektionen, die jeweils mit Antibiotika behandelt wurden. Der Wiederaufbau nach den Behandlungen blieb aus. Außerdem kam es zu Verfärbungen und Schäden an den Zähnen. Als Markus in die Schule kam, war sein Abwehrsystem bereits so sehr zerrüttet, daß er mehr krank zu Hause bleiben mußte, als in den Unterricht gehen zu können. Ganz abgesehen von mangelnder Konzentrationsfähigkeit und fehlender Wachheit.

Schafft man es nicht, Allergene fernzuhalten, wird eine Allergie immer schlimmer

In meinem Buch »Heilfasten« habe ich ausführlich den Fall der 16jährigen Schülerin Hildegard geschildert, die ihrer unerklärlichen Aggressionen wegen in eine geschlossene Anstalt gekommen ist und beinahe dort hätte bleiben müssen, wäre nicht eben noch rechtzeitig entdeckt worden, daß ihre Aggressionen das Ergebnis einer sehr schweren Allergie waren. Hildegard vertrug die chemischen Zusatzstoffe in den von ihr heißgeliebten Süßwaren nicht. Mit einer Heilfasten-Therapie konnten wir die Allergie rasch mildern und schließlich ganz beseitigen.

Unruhe, Leistungsschwäche und Aggressionen sind oftmals auf eine Allergie zurückzuführen

Ich erwähne diesen Fall hier nur kurz, weil ich fest davon überzeugt bin, daß viel Unruhe, viele vegetative Störungen, Übererregbarkeiten, Leistungsschwächen und auch Aggressionen unserer Kinder und Jugendlichen auf Allergien zurückgehen. Was könnte man den Kindern selbst, ihren Eltern und Lehrern ersparen, dächte man wenigstens dort, wo die gesundheitlichen Störungen bedrohliche Formen annehmen, auch an die Möglichkeit einer Allergie!

Wenn Ihr Kind in der Schule Schwierigkeiten hat, wenn es sich auf unerklärliche Weise plötzlich negativ verändert: Versuchen Sie eine Allergie-Such-Diät. Sie finden Sie am Ende dieses Buches. Das Kind braucht davon überhaupt nichts zu merken. Beobachten Sie genau, ob Veränderungen – diesmal positiver Art – gegeben sind. Und werden Sie nicht müde, mit detektivischem Gespür weiter zu fahnden. Es könnte sein, daß Sie praktisch über Nacht von einem Alpdruck befreit werden.

4 So lassen sich Allergien wirksam behandeln

Wenn eine Allergie erfolgreich diagnostiziert wurde, stellt sich die Frage nach den Behandlungsmöglichkeiten. Es ist nicht einerlei, welche Methode angewandt wird. Dieses Kapitel befaßt sich mit den unterschiedlichen Therapien der Ärzte aus der Schwarzwald Privatklinik Obertal und zeigt, wie sie nutzen und was Sie dabei selbst für Ihre Gesundheit tun können.

Die Frage nach der Therapie

Ist eine Allergie zweifelsfrei erkannt, stellt sich – wie bei jeder anderen Erkrankung auch – nach der Diagnose die Frage nach der Therapie. Auf sie gibt es in diesen Fällen drei mögliche Antworten.

Das Allergen sollte gemieden werden

Erstens: die Karenz, also das konsequente Vermeiden der Substanzen, welche die Allergie auslösen. Geht es dabei, beispielsweise, nur um ein einziges Nahrungsmittel, ist sie durch dessen Streichen vom Speisezettel ebenso einfach wie erfolgreich zu erreichen, und die Symptome werden nicht wieder auftreten – falls es nicht versteckt als Zusatz in Fertigprodukten enthalten ist. Der gleiche Erfolg ist auch bei einem Kontaktekzem durch Nickel zu erreichen, indem künftig kein Modeschmuck mehr getragen wird. In einer Vielzahl von Fällen jedoch ist die Karenz komplizierter in der Durchführung. Sie zwingt oftmals zu einschneidenden Änderungen in der Lebensweise, die wiederum eine teils erhebliche psychische Belastung nach sich ziehen. Wer etwa als Heuschnupfer während der Pollensaison seine Freizeit zu Hause hinter geschlossenen Fenstern verbringt, der ist besser dran als ein Mensch, der wegen einer Hausstaub-Allergie seine gemütlichen Sitzmöbel und flauschigen Teppiche gegen Stahlrohrsessel und Fliesenboden eintauschen muß, oder als die Friseuse mit ihrer Unverträglichkeit von Haarfärbemitteln bzw. als der Bäcker mit seiner Überempfindlichkeit gegen Mehlstaub, die deswegen ihren Beruf wechseln müssen.

Nimmt man Antihistaminika in der Pollensaison, kann man weitgehend von Nasenkribbeln, Niesanfällen und Augentränen verschont bleiben

Zweitens: Medikamente, welche die Symptome einer Allergie abschwächen oder unterdrücken, deren Ursache und Ablauf jedoch nicht beeinflussen. Das sind vor allem die sogenannten Antihistaminika, welche die Wirkung der Mittlersubstanz Histamin im Gewebe blockieren, sowie die synthetischen Kortikoid-Hormone, die hochwirksam sind gegen die Entzündungen als Folge der allergischen Reaktion. Viele Allergiker sind auf diese Medikamente angewiesen. Wer nicht auf sie verzichten kann, der sollte stets bedenken, daß alle »Antiallergika« auch unerwünschte Wirkungen haben können. Zwar machen die modernen Antihistaminika den Patienten nicht mehr so sehr müde, aber auch sie können das Konzentrations- und Reaktionsvermögen einschränken und sollten deswegen mit Vorsicht angewendet werden. Andere mögliche Nebenwirkungen sind Mundtrockenheit, Verstopfung, erhöhter Innendruck der Augen (Glaukom), Störungen beim Wasserlassen (insbesondere bei älteren Männern). Vermehrter Appetit und Gewichtszunahme sind die häufigsten, jedoch harmlosesten

Nebenwirkungen der innerlich anzuwendenden Kortikoid-Präparate. Weit bedenklicher ist, daß sie die Wundheilung verzögern, Geschwüre in Magen und Darm fördern, zum Schwund von Haut, Muskeln, Fettgewebe führen können und auch Osteoporose (Knochenschwund) begünstigen; darüber hinaus hemmen sie das Immunsystem, so daß der Patient anfälliger für Infektionen werden kann bzw. nicht ausgeheilte Infekte wieder aufflackern können. Glücklicherweise gibt es neue, topisch anzuwendende Kortikoide, die – wie der Zusatz besagt – nur am Ort des allergischen Geschehens angewendet werden und deshalb bedeutend weniger Nebenwirkungen haben.
Drittens: die Vier-Faktoren-Therapie, die sich gezielt gegen die Ursachen der Allergie richtet und die deshalb gute Erfolge hat. Sie ist von den Ärzten in der Schwarzwald Privatklinik Obertal entwickelt worden. Jeder brachte seine Erfahrungen ein, und so entstand aus Mitteln und Methoden der Naturheilkunde ein ganzheitliches Therapiekonzept, das ich nun im einzelnen erklären möchte.

Die Vier-Faktoren-Therapie besteht aus der Immun-Therapie mit Thymosand, unspezifischer Desensibilisierung, Ernährung mit dem gezielten Einsatz von Vitaminen und Hilfe für die Psyche

Erster Faktor: Immun-Therapie mit Thymus-Peptiden

Wenn ein Organismus allergisch reagiert, also sein Immunsystem unnötig viele Antikörper gegen an sich harmlose Substanzen bildet, dann ist dem betroffenen Menschen weder mit einer Stärkung noch mit einer Unterdrückung der körpereigenen Abwehrkräfte zu helfen. Im Gegenteil, das eine würde die Allergie nur noch verschlimmern, das andere anfällig machen für Infektionen. Um die unerwünschte, überschießende Reaktion zu beenden, ist eine Normalisierung des zellulären Immunsystems und eine Harmonisierung seiner einzelnen Bestandteile erfor-

Im Altertum hielt man den Thymus für den Sitz des Gemütes, des Mutes und des Zornes und auch für die Quelle der Jugend

derlich. Ein bewährtes Mittel zu diesem Zweck ist eine immunmodulierende Therapie mit Thymosand. Das ist ein natürliches Immunpharmakon, das die wichtigsten Wirkstoffe aus dem Thymus enthält, die sogenannten Thymus-Peptide.

Der Thymus hat seinen Sitz im Brustraum, direkt hinter dem Brustbein. Er gilt als die Schule, in der Vorläuferzellen aus dem Knochenmark zu sogenannten T-Lymphozyten ausgebildet werden, wobei T für Thymus steht. Sie lernen dort sowohl, körpereigene Zellen zu erkennen und zu tolerieren, als auch spezielle Aufgaben zu übernehmen, unter anderem als T-Helferzellen, die eine Immunabwehr in Gang setzen, oder als T-Suppressorzellen, die diese Abwehrmaßnahmen in den notwendigen Grenzen halten. Die Thymus-Peptide sind die Lehrer, bei denen die Immunzellen dort in die Schule gehen; darüber hinaus erfüllen sie weitere wichtige Funktionen für das Immungeschehen.

Ist das Immunsystem gestört, kann gewissermaßen ein Nachhilfeunterricht für die Immunzellen die Ordnung wiederherstellen und darüber zu Gesundheit verhelfen. Und das geschieht mit Hilfe von Thymosand. Es ist ein standardisiertes, naturidentisches Arzneimittel. Das bedeutet: Thymosand enthält mit seinen Thymus-Peptiden alle wichtigen immunregulatorischen Wirkstoffe aus dem Thymus stets in derselben Menge bei gleichbleibender Aktivität, in höchster Reinheit und ohne Konservierungsstoffe. Das ist die unverzichtbare Voraussetzung für den Erfolg. Würde aus dem Thymus lediglich ein einziger Wirkstoff herausgezogen oder etwa in der Retorte synthetisch hergestellt werden, ließe sich damit allenfalls eine Teilwirkung erreichen. Übrigens: Thymosand ist bei uns in der Schwarzwald Privatklinik Obertal entwickelt und von uns im Jahre 1977 erstmals in Deutschland klinisch angewendet worden.

Thymosand bewirkt grundsätzlich eine Immunmodulation, womit im übertragenen Sinne eine Verbesserung der körpereigenen Abwehrkräfte bezeichnet wird. Im Falle einer Allergie wird von ihm die unerwünschte, überschießende Reaktion des Immunsystems beseitigt und seine Funktion insgesamt wieder normalisiert. Zudem beeinflussen seine Thymus-Peptide positiv allgemeine Ordnungsprinzipien des Organismus, etwa im Zentralnervensystem aus Gehirn und Rückenmark, und fördern darüber eine Harmonisierung des Immunsystems. Die immunmodulierende Therapie mit Thymosand bildet den Schwerpunkt der Vier-Faktoren-Therapie gegen Allergien. Sie erfolgt nach einem Prinzip, das sich unserer Erfahrung nach als besonders wirksam erwiesen hat: Bei der ersten Behandlung 15 bis 20 Injektionen mit individuell festgesetzter Dosierung in die Muskulatur; nach Pausen von etwa sechs Monaten, in der die Thymus-Peptide wirksam werden, wird diese Therapie wiederholt und ihr Erfolg gefestigt, bis das Ziel erreicht ist und keine allergischen Reaktionen mehr auftreten.

***Thymosand®* wirkt gezielt gegen die Überreaktion des Immunsystems**

Ich bin davon überzeugt, daß wir mit dieser Immun-Therapie mit Thymus-Peptiden eine gute Chance haben, in den meisten Fällen eine Allergie in den Griff bekommen zu können. Darin bestärken mich die Ergebnisse einer Langzeitstudie von Professor Hans Joachim Weise und Dr. Karl J. Pflugbeil (mein Nachfolger als Chefarzt) mit 100 Patienten in der Schwarzwald Pivatklinik Obertal.

Eine Langzeitstudie bestätigt, daß man durch eine Immun-Therapie Allergien in den Griff bekommen kann

Alle diese Frauen und Männer litten unter einer Infektanfälligkeit der Atemwege und einer Polyallergie, so daß sie nicht gegen einzelne Substanzen, sondern gegen mehrere aus verschiedenen Stoffgruppen allergisch waren. Einige hatten sogar ein schweres Bronchialasthma. Nicht in jedem Einzelfall ließ sich klären, ob es sich bei den Erkrankungen der Atemwege um eine Entzündung infolge einer chronischen Infektion oder um eine Allergie handelte. Alle Patienten wurden mit der immunmodulierenden Therapie mit Thymosand behandelt. Leider konnte ein Teil von ihnen nicht den geplanten Ablauf einhalten. Aus vielerlei Gründen war es ihnen nicht möglich, nach sechs Monaten die Behandlung fortzusetzen, so daß die Intervalle zwischen den Therapien größer waren. Dennoch konnte bei 86 der 100 Patienten eine deutliche Besserung im Befinden erreicht werden; viele von ihnen konnten fortan entweder gänzlich auf Cortison verzichten oder es auf eine weniger problematische Dosis reduzieren. Jeder dritte der Patienten blieb künftig von einem Rückfall sogar ganz verschont. Ein derart gutes Ergebnis ist meines Wissens nach mit keiner anderen Therapie erreicht worden.

Thymus-Peptide helfen sogar bei schwerem Bronchialasthma

Thymosand ist sicher in der Wirkung und praktisch frei von Nebenwirkungen. Es wird von der Firma Sanorell Pharma in Bühl/Baden mit modernsten technologischen Methoden hergestellt. Zu ihnen gehören das »VirVal-Verfahren«, für das die Firma weltweiten Patentschutz besitzt, und freiwillige Kontrollen, bei denen zum Teil strengere Maßstäbe eingehalten werden, als der Gesetzgeber verlangt. Diese Maßnahmen garantieren, daß der Sicherheitsstandard für Thymosand doppelt so hoch ist, wie dies für die Anwendungssicherheit von Arzneimitteln aus biologischen Materialien gefordert wird. Deshalb ist Thymosand von höchster Reinheit und gleichbleibender Qualität,

Mit Hilfe des VirVal-Verfahrens können selbst kleinste Erreger ausgeschlossen werden

deshalb ist auf seine Wirkung und seine Sicherheit immer Verlaß.

Zweiter Faktor: Unspezifische Desensibilisierung

Ziel der Desensibilisierung, die auch Hyposensibilisierung genannt wird, ist es, durch wiederholt gesetzte Reize das überschießend reagierende Immunsystem unempfindlicher – also weniger sensibel – zu machen gegen die Allergene, so daß es bestenfalls gar nicht mehr bzw. nicht mehr so stark wie zuvor darauf anspricht und dementsprechend die Symptome überhaupt nicht mehr auftreten oder zumindest die Beschwerden einer Allergie erträglicher werden. Es gibt zwei Möglichkeiten, dieses Ziel zu erreichen.

Unspezifische Desensibilisierung: Durch wiederholte Reize wird das Immunsystem allmählich unempfindlich gegen krankmachende Allergene gemacht

Die eine ist die »spezifische Desensibilisierung« mit einem Extrakt aus Allergenen, der unter die Haut gespritzt wird. Sie kann bei den allergischen Reaktionen in Betracht gezogen werden, die durch Antikörper vom Typ IgE vermittelt werden; das sind die sogenannten Allergien vom Soforttyp wie Heuschnupfen, Bronchialasthma, Nesselsucht. Die besten Erfolge sind bei der relativ seltenen, jedoch lebensbedrohlichen Allergie gegen Bienen- und Wespengift zu erreichen. Die spezifische Desensibilisierung ist umstritten. Sie erfordert nicht nur viel Zeit, weil die Injektionen über mehrere Jahre hinweg gegeben werden müssen und dennoch nicht immer den erhofften Erfolg erbringen. Zudem besteht die Gefahr, daß der injizierte Allergenextrakt schwere Allgemeinreaktionen auslöst, schlimmstenfalls einen anaphylaktischen Schock. Die spezifische Desensibilisierung sollte deshalb dem allergologisch ausgebildeten Arzt vorbehalten bleiben.

Die andere Möglichkeit ist die »unspezifische Desensibilisierung«, die wir in der Schwarzwald Privatklinik Obertal bevorzugen. Durch sie wird ebenfalls die überschießende Reaktion des Immunsystems abgebaut, jedoch nicht nur spezifisch gegen ein einziges Allergen, sondern unspezifisch gegen alle. Das hat große Vorteile in der Anwendung: Es sind nicht unbedingt die aufwendigen Tests erforderlich, um beispielsweise bei einem Fall von Heuschnupfen exakt eine ganz bestimmte Pollenart als Auslöser zu ermitteln; mit dem gleichen Mittel zur unspezifischen Desensibilisierung lassen sich auch andere Allergien erfolgreich behandeln, etwa die gegen Hausstaub, und sogar die Pseudoallergien mit ihren sehr ähnlichen Reaktionen.

Desarell® ist ein homöopathisches Kombinationspräparat, das sich bereits bewährt hat

Dieses Mittel ist das homöopathische Kombinationspräparat Desarell. Es enthält sowohl Reizkomponenten als auch heilende und ausleitende Komponenten, die sich in der Homöopathie bewährt haben. Seine Einzelmittel sind Apis mellifica (= Honigbiene) und Acidum formicicum (= Ameisensäure) sowie die Pflanzen Thryallis glauca und Cardiospermum halicacabum (= Herzsame).

Wer an Heuschnupfen leidet, sollte schon im Winter mit der Desensibilisierung beginnen

Bei der Behandlung in der Schwarzwald Pivatklinik Obertal wird es subcutan injiziert, also unter die Haut gespritzt. Vom Patienten wird diese Therapie zu Hause fortgesetzt, indem er Desarell in Form von Tropfen (gibt es rezeptfrei in allen Apotheken) genau nach Anweisung einnimmt. Bei einem Heuschnupfen sollte mit dieser Therapie bereits im Winter begonnen werden, wenn noch keine Pollen in der Luft sind und das Immunsystem durch sie nicht zusätzlich belastet wird. Im darauffolgenden Frühjahr zeigt sich in den meisten Fällen bereits deutlich eine Wirkung, indem die typischen Symptome wie Fließschnupfen und Juckreiz in der Nase, Tränenfluß und Brennen in den Augen, Müdigkeit und Schwächegefühl nicht mehr so stark ausgeprägt sind wie zuvor. Wird diese Therapie mit Desarell mehrere Winter hintereinander wiederholt, besteht eine gute Chance, daß eine vollständige Desensibilisierung erreicht wird und der Patient vom Heuschnupfen befreit ist. Das ist bei dieser Allergie besonders wichtig, weil es bei ihr im Laufe der Zeit zu einem sogenannten Etagenwechsel kommen kann: Der eher lästige Heuschnupfen der Nase kann in die Atemwege hinabsteigen, dort Entzündungen verursachen und das sehr viel schlimmere Bronchialasthma entstehen lassen.

Heuschnupfen kann mit der Zeit zum Bronchialasthma führen

Desarell hilft sogar dann noch, wenn im Frühjahr oder Sommer bereits wieder einmal die Symptome eines Heuschnupfens aufgetreten sind, diese zu mildern oder gänzlich zu stoppen. Das kann der Arzt erreichen, indem er Desarell injiziert. Bei der Standarddosierung wird zunächst von zwei bis drei Ampullen pro Woche ausgegangen. Die weitere Anwendung richtet sich danach, wie der Patient auf Desarell reagiert: Dauern bereits bestehende Beschwerden an, kann es für eine gewisse Zeit, etwa eine Woche lang, täglich injiziert werden; kommt es währenddessen zu einer deutlichen Besserung, sind ein bis zwei Ampullen in der Woche ausreichend. Es ist auch möglich, daß dann der Betroffene selbst Desarell in Form von Tropfen anwendet, die es rezeptfrei in der Apotheke gibt. Ist die Pollensaison zu Ende, wird die Behandlung beendet. Auf sie sollte im kommenden Winter eine regelrechte Desarell-Therapie zur unspezifischen Desensibilisierung (Hyposensibilisierung) in der Schwarzwald Pivatklinik Obertal folgen.

Desarell in Form von Tropfen gibt es rezeptfrei in der Apotheke

Wie wirksam das homöopathische Kombinationspräparat gegen Allergien ist, wurde von Dr. Markus Wiesenauer in Weinstadt (Baden-Württemberg) bestätigt, der in einer Praxis-Studie 35 Patienten mit Desarell behandelte. Diese hatten im Durchschnitt bereits 9,5 Jahre lang unter Heuschnupfen zu leiden gehabt. Sie waren bereits mit verschiedensten Therapien behandelt worden, sogar mit einer spezifischen Desensibilisierung, alle ohne Erfolg.
Zu Beginn der Behandlung wurden alle anderen Arzneimittel gegen Allergien abgesetzt, von nun an wurde nur noch Desarell eingenommen, in den meisten Fällen ein bis zwei Ampullen pro Woche und das, im Mittel, über zwei Monate hinweg. Die Wirkung war beeindruckend. Insgesamt 80 Prozent der Patienten bezeichneten sie als »gut« oder »sehr gut«. Bei 6 Prozent verlief die Erkrankung viel milder als im Vorjahr, und 74 Prozent waren sogar bald gänzlich frei vom Heuschnupfen – dank dieses »raschen und anhaltenden Sistierens der Symptomatik« hatten sie überhaupt keine Beschwerden vom Heuschnupfen mehr, obgleich noch immer Pollen als dessen Auslöser durch die Luft flogen. Besonders bemerkenswert ist in diesem Zusammenhang ein weiterer Befund: Desarell hatte praktisch keinerlei unerwünschte Nebenwirkungen.

Ernährung im weitesten Sinne bedeutet: Vitamine, Mineralstoffe und Spurenelemente sind mit eingeschlossen

Dritter Faktor: Ernährung

Der Begriff Ernährung ist in diesem Zusammenhang sehr weit gefaßt, und er umfaßt deshalb unterschiedliche Maßnahmen. Dazu gehören vor allem eine Such-Diät, die Rotations-Kost, der gezielte Einsatz von Mikro-Nährstoffen im Rahmen der Vital-Plus-Therapie.

Eine Allergie-Such-Diät ist zwar sehr aufwendig, aber insbesondere für Patienten mit einer echten Nahrungsmittelallergie oder mit Unverträglichkeiten von Nahrungsmitteln bei einer Pseudoallergie unverzichtbar. Gegebenenfalls wird sie in der Schwarzwald Privatklinik Obertal unter ärztlicher Kontrolle durchgeführt. Sie kann auch von jedem Betroffenen selbst nach dem genauen Plan in die Praxis umgesetzt werden, den ich am Ende dieses Buches beschreibe. Mit einer Such-Diät wird festgestellt, welche Nahrungsmittel künftig vom Speisezettel zu streichen sind bzw. welche Kost gut verträglich ist. Ihr Ergebnis bildet somit die Grundlage für individuelle Empfehlungen für die künftige Ernährung, und das sollte eine vollwertige Kost sein – wie die, zu der unsere Patienten angeleitet werden, damit sie die Rezepte dafür gleich mit nach Hause nehmen können.

Mit der Allergie-Such-Diät wird festgestellt, welche Nahrungsmittel verträglich sind und welche nicht

Die Rotations-Diät kann ebenfalls zur Diagnose einer Nahrungsmittelallergie eingesetzt werden; weitaus häufiger wird sie zu ihrer Therapie genutzt, um weitere Schädigungen durch Allergene zu vermeiden. Sie beruht auf der Tatsache, daß die Symptome um so ausgeprägter sind, desto häufiger ein schädigendes Nahrungsmittel verzehrt wird; dementsprechend verhindert sie, daß es allzu häufig gegessen wird.

Wird ein schädigendes Nahrungsmittel zu oft gegessen, verschlimmert sich eine Allergie

Das Wort Rotation bedeutet in diesem Zusammenhang soviel wie Umlauf oder ständige Wiederkehr. Dieser Sinn ergibt sich aus den Regeln für die Rotations-Diät, die von dem amerikanischen Mediziner Theron G. Randolph aufgestellt worden sind. Hier die wichtigsten:

Jedes Nahrungsmittel darf innerhalb von vier Tagen nur einmal verzehrt werden; das bedeutet beispielsweise, daß nach dem Rinderbraten am Sonntag frühestens am Donnerstag wieder Rindfleisch erlaubt ist.

Eine Rotations-Diät besteht daraus, daß abwechselnd verschiedene Angehörige einer Nahrungsmittelfamilie gegessen werden

Es ist darauf zu achten, daß nicht immer dieselben Gerichte auf den Tisch kommen, sondern abwechselnd verschiedene Angehörige einer sogenannten Nahrungsmittelfamilie. Für alle Nahrungsmittel gibt es jeweils vier Familien, also eine für jeden der vier Rotations-Tage. Für Fleisch sind das beispielsweise: 1.) Rind, Reh, Truthahn, Karpfen; 2.) Huhn, Eier, Hering, Hummer; 3.) Schaf, Ente, Gans, Kaninchen, Makrele; 4.) Schwein, Taube, Forelle, Lachs. Bei jeder Mahlzeit möglichst wenig verschiedene Nahrungsmittel verzehren, am besten nur zwei, höchstens vier.
Während einer Mahlzeit erst die Rohkost essen, dann die gekochten Nahrungsmittel.
Alle Produkte weglassen, die aus mehreren Nahrungsmitteln zusammengesetzt sind, beispielsweise Kuchen und Süßigkeiten sowie alle industriell hergestellten Nahrungsmittel mit Zusätzen.
Zwischen den Mahlzeiten eine Pause von jeweils dreieinhalb bis vier Stunden einhalten.

Bei der Vital-Plus-Therapie werden die richtigen Nährstoffe in der richtigen Menge zugeführt

Der gezielte Einsatz von Mikro-Nährstoffen gegen Allergien erfolgt in der Schwarzwald Pivatklinik Obertal im Rahmen der Vital-Plus-Therapie. Diese Methode und ihre Präparate zur individuellen angepaßten Ergänzung der Ernährung und zur Therapie bestimmter Gesundheitsstörungen sind hier von Chefarzt Dr. Karl J. Pflugbeil und Dr. Irmgard Niestroj entwickelt worden.
Zum besseren Verständnis zunächst eine kurze Einführung. Die Vital-Plus-Therapie beruht auf den Grundlagen der sogenannten Orthomolekularen Medizin. Ihre Mittel sind dementsprechend natürliche Vitamine, Mineralstoffe, Spurenelemente, Aminosäuren

in der richtigen Zusammensetzung und in der richtigen Menge. Diese Mikro-Nährstoffe sind in vier »Säulen« enthalten; in ihnen sind sie jeweils nach pharmazeutischen Grundsätzen und therapeutischen Möglichkeiten zusammengefaßt, um eine bestmögliche Wirkung zu erreichen. Die vier Säulen sind:

Die vier Säulen enthalten in ausgewogener Weise Vitamine, Mineralstoffe, Spurenelemente und essentielle Aminosäuren

Aminorell – Kapseln mit ausgewählten Aminosäuren sowie mit den Spurenelementen Chrom, Kupfer, Mangan, Vanadium, Molybdän, Zink.

Antioxirell – Tropfen mit den Vitaminen A, C und E sowie Beta-Carotin als Vorstufe vom Vitamin A, mit dem Spurenelement Selen und MCT-Fetten (mittelkettige Fettsäuren).

Minerell – Pulver mit den Bioelementen Calcium, Kalium, Magnesium und mit den Vitaminen C, D und K.

Vicorell – Brausetabletten mit den B-Vitaminen B_1, B_2, B_6, B_{12} und Folat (Folsäure), mit den Vitaminen Biotin, Pantothensäure, Nicotinamid, Vitamin C und dem Spurenelement Eisen.

Ergänzt werden diese vier Säulen durch die Einzelpräparate Ascorell mit Vitamin C, Folarell mit Folat, Novirell B mit den Vitaminen B_1, B_6, B_{12}, Selenarell mit Selen, Tocorell mit Vitamin E, Zinkorell mit Zink.

Diese Präparate erlauben es, im Rahmen der Vital-Plus-Therapie gezielt Vitamine, Mineralstoffe, Spurenelemente in einer individuell angepaßten Dosis, die jedoch über dem täglichen Bedarf liegt, gegen weit verbreitete Erkrankungen und gegen vorzeitiges Altern anzuwenden. Wer mehr darüber wissen möchte, dem sei die Lektüre des Buches »Vital Plus« von Dr. Karl J. Pflugbeil empfohlen, das ebenfalls im Herbig-Verlag erschienen ist.

Speziell zur Unterstützung der Behandlung von Allergien werden folgende Präparate eingesetzt: Minerell mit Calcium und Magnesium, welche die Mastzellen stabilisieren; Ascorell mit Vitamin C, das Histamin abzubauen hilft; Antioxirell mit der Vitamin-Vorstufe Beta-Carotin, Tocorell mit Vitamin E, Selenarell mit Selen, die insbesondere bei allergischen Erkrankungen der Haut nützlich sind sowie Zinkorell mit Zink.

Präparate, um einen Mangel an wichtigen Stoffen zu beseitigen bzw. zu verhindern

Und noch ein Ratschlag: Die Präparate der Vital-Plus-Therapie sind bestens geeignet, einen Mangel an Vitaminen, Mineralstoffen, Spurenelementen zu beseitigen bzw. diesen von vornherein zu verhindern. Zu diesem Zweck sind sie rezeptfrei in allen Apotheken erhältlich. Ein solcher Mangel ist weit verbreitet, wie unter anderem Daten aus der Nationalen Verzehrstudie bzw. aus dem MONICA-Projekt belegen: 17,7 Prozent der jungen Frauen im Alter zwischen 18 und 24 Jahren haben nicht genügend Eisen im Blut, und 20 Prozent der Männer im Alter zwischen 35 und 44 Jahren mangelt es an Vitamin C.

Vierter Faktor: Hilfe für die Psyche

Zwischen der seelischen Verfassung des Patienten und dem Verlauf einer allergischen Erkrankung besteht ein enger Zusammenhang. Bekannteste Beispiele dafür – wenngleich an sich seltene Fälle – sind die Menschen, bei denen der bloße Anblick eines bunten Blumenbildes genügt, um die Beschwerden eines Heuschnupfens entstehen zu lassen. Weitaus häufiger ist das »psychogene Asthma«, bei dem durch Streß oder psychische Belastungen ein erneuter Anfall von Atemnot ausgelöst wird.

Psyche und Körper bilden eine untrennbare Einheit

Wie so etwas geschehen kann, wird durch die noch junge Wissenschaft der Psycho-Neuro-Immunologie erforscht. Sie bemüht sich um Erklärungen, wie Psyche, Nervensystem, Hormonsystem, Immunsystem sich gegenseitig beeinflussen und auch um Nutzen daraus für eine bessere Behandlung von Störungen des Immunsystems samt den daraus resultierenden Erkrankungen. Die fundamentalen Grundlagen und die hochinteressanten Forschungsergebnisse beschreiben meine Kollegen Dr. Karl J. Pflugbeil und Dr. Irmgard Niestroj in ihrem Buch »Immun durch positives Denken«. Ich empfehle es allen Interessierten, zumal ich an dieser Stelle nur auf einen kleinen Bereich dessen eingehen kann.

Durch positives Denken kann man sein Immunsystem derart beeinflussen, daß die Gesundheit sicher erhalten oder rascher wiederhergestellt wird

Wie sehr der Verlauf von Allergien durch die Psyche beeinflußt werden kann, haben unter anderem australische Mediziner mit einem Versuch bewiesen. Patienten mit einer Pollinose machten freiwillig mit. Zunächst wurde ihnen eine Lösung mit Pollen in die Nase geträufelt – prompt kam es zu Niesen und Schnupfen, Tränenfluß und Brennen der Augen. Tage später wurde der Versuch wiederholt, diesmal jedoch mit nichts anderem als Salzwasser – obgleich die Teilnehmer das nicht wußten, traten bei ihnen sofort wieder die charakteristischen Beschwerden eines Heuschnupfens auf. Die Erklärung dafür ist in einem engen Zusammenwirken von Psyche und Immunsystem zu finden: Weil die Probanden fest davon überzeugt waren, daß auch der zweite Versuch bei ihnen zum Heuschnupfen führen würde, sandte ihr Gehirn aufs neue spezielle Botenstoffe aus, die wiederum bestimmte Immunzellen aktivierten und dadurch die allergische Reaktion in Gang setzten.

Besser erforscht sind die Zusammenhänge zwischen Streß und Immunsystem. Hier nur ein passendes Beispiel dafür. Übermäßiger Streß, insbesondere durch andauernde psychische Belastungen, veranlaßt über Steuerzentren des Gehirns eine vermehrte Produktion des Hormons Cortisol in der Nebennierenrinde; dauert dieser Zustand länger an, führt er zu einer Überlastung und Schwächung des Immunsystems, so daß der Verlauf und die Symptome einer Allergie verschlimmert werden können. Umgekehrt kann die vermehrte Freisetzung von Botenstoffen im gestörten Immunsystem das Gehirn in Mitleidenschaft ziehen; das bekommen Menschen bei einem Heuschnupfen zu spüren, indem sie müde werden. Aus diesen Zusammenhängen zwischen Streß und Immunsystem läßt sich Nutzen für Allergiker ziehen. Gelingt es, die Patienten zu einer tiefgreifenden Entspannung, zu mehr Ruhe und größerer Gelassenheit zu verhelfen, wird sich ihr Befinden wesentlich bessern. Ein bewährtes Mittel, um diesen Zustand zu erreichen, ist das Autogene Training. Mit dieser Art von Selbstsuggestion kann man sich so tief entspannen, und dabei auch so gut erholen wie mit kaum einer anderen vergleichbaren Methode. Es wird in der Schwarzwald Pivatklinik Obertal bereits seit langem zur Unterstützung der ursächlichen Therapie angewendet. Die Patienten erlernen es unter Anleitung in Gruppenübungen, und sie können zudem die Tonbandkassette »Aus der Ruhe kommt die Kraft« als Anleitung zur bewußten Selbstentspannung nutzen. Ein weiterer Bestandteil dieses Faktors ist die Gesprächstherapie. Dabei erleben es die Ärzte immer wieder, wie rasch und gut sich der Zustand auch von Allergikern bessern kann, wenn sie im Gespräch dazu angeleitet werden, über psychische Belastungen zu sprechen und sich diese – buchstäblich – von der Seele reden.

Mit Hilfe von Autogenem Training zu mehr Entspannung für Psyche und Körper

Die Gesprächstherapie, um Probleme von der Seele zu reden

Diese Vier-Faktoren-Therapie ist in der Schwarzwald Pivatklinik Obertal die Grundlage für die Behandlung von Patienten mit einer Allergie. Falls der Arzt es für erforderlich hält, kann sie um zusätzliche Maßnahmen erweitert werden. Häufig handelt es sich dabei um das Heilfasten und um die Serum-Therapie, die eine große Hilfe dabei sind und auf die ich deshalb näher eingehen werde.

Zusätzliche Allergie-Behandlungsmethoden sind das Heilfasten und die Serum-Therapie

Heilfasten – Neubesinnung für das Immunsystem

Was Heilfasten so wertvoll macht bei der Behandlung von Allergien, sind vor allem zwei Gründe.
Zum einen ist das die enorme Entlastung, die es gerade für das Immunsystem mit sich bringt. Weil der Organismus von der Verdauung nahezu gänzlich befreit ist, kann er endlich seine Abwehr- und Aufräumarbeiten ungestört zu Ende führen, so gründlich und sorgfältig wie es sonst nicht möglich ist. Und weil kaum Nahrungsmittel anfallen, kommt es auch nicht zu neuen Konfrontationen mit Krankheitserregern und mit Allergenen. Diese Befreiung ist mit keiner anderen Methode zu erreichen.

Beim Heilfasten geht es nicht um Gewichtsreduzierung, sondern um Reinigung des Organismus

Hinzu kommt beim Heilfasten in der Schwarzwald Pivatklinik Obertal noch eine weitere Entlastung, nämlich die vom Streß im Beruf und von psychischen Belastungen in der Familie oder im privaten Umfeld. Wie wichtig das für eine Verbesserung bzw. Normalisierung der Funktion des Immunsystems ist, habe ich mit dem vierten Faktor der Vier-Faktoren-Therapie erklärt.
Der zweite wichtige Grund für die Wirksamkeit des

Heilfastens gegen Allergien ist seine oft und zu Recht gelobte Reinigungskraft. Wenn der Organismus kaum noch Nahrung bekommt, beginnt er, Fettdepots, Ablagerungen in den Blutgefäßen, Krankheitsherde abzubauen. Und zwar beseitigt er das Schädliche zuerst, danach greift er nach dem Überflüssigen. Erst wenn das alles aufgebraucht ist, wird Gesundes verwertet. Doch auch dabei hält sich der Organismus zuerst an das, was überflüssig erscheint, weil es nicht gebraucht wird. Das ist ganz deutlich zu beobachten: Wer sich während des Heilfastens ins Bett legen würde, um sich zu schonen, dem würden mit der Zeit die Muskeln schwinden; wer dagegen währenddessen für viel Bewegung sorgt oder sogar Sport treibt, der büßt kaum ein Gramm von seiner Muskulatur ein.

Damit die Muskeln beim Fasten nicht schwinden, sollte man Sport treiben

Mit dem Abbau des Schädlichen werden genau die Schadstoffe beseitigt, die bereits so oft zum Auslöser von Allergien geworden sind. Das nun davon befreite Immunsystem sieht keine Veranlassung mehr, weiterhin blindwütig um sich zu schlagen. Es kann sich wieder auf seine eigentliche Aufgabe konzentrieren und das abwehren, was dem Organismus tatsächlich gefährlich werden könnte.

Alles in allem wird das Immunsystem durch das Heilfasten wieder in die Lage versetzt, seinen Irrtum in bezug auf die Allergene zu erkennen und mit seinen Abwehrkräften weder stärker noch schwächer, sondern wieder angemessen und richtig zu reagieren. Voraussetzung für diesen Erfolg ist allerdings, daß das Heilfasten unter ärztlicher Kontrolle durchgeführt wird. Anderenfalls könnte es zu Zwischenfällen kommen. Ich habe insgesamt mehr als 50 000 Heilfasten-Therapien als Arzt begleitet, ich habe auch jedes Jahr ein-

Voraussetzung für echten Erfolg ist ärztliche Kontrolle

mal selbst gefastet. Mir ist kein einziger nennenswerter Zwischenfall begegnet, wenn das Heilfasten so abläuft wie in der Schwarzwald Pivatklinik Obertal.

Das Heilfasten beginnt mit einem Obst- oder Reistag

Beim Vorfasten am ersten Tag wird nur Obst oder Reis gegessen; das erleichtert die Reinigung des Darmes von Rückständen sowie die kommende Umstellung.

Am zweiten Tag folgt eine Darmentleerung mittels Bittersalz

Am zweiten Tag ist eine lauwarme Lösung mit Bittersalz zu trinken, die den Darm möglichst schonend völlig entleert. Manche Patienten erhalten Bittersalz auch über längere Zeit in individuell festgelegten Abständen; dadurch werden die Darmtätigkeit und der Gallefluß angeregt und die Entgiftung auf diesem Wege unterstützt. Sollte es erforderlich sein, werden auch Einläufe gemacht.

An den folgenden Fastentagen ist es wichtig, viel zu trinken

Während der folgenden Fastentage gibt es zum Essen nichts anderes als Quark oder Buttermilch (soweit verträglich), Suppen und Säfte, die vorwiegend aus Gemüse zubereitet werden, und zum Trinken Mineralwasser und Kräutertees, die mit etwas Honig gesüßt sein dürfen. Täglich sollen mehr als drei Liter Flüssigkeit getrunken werden, um die beim Heilfasten vermehrt anfallenden Schadstoffe zu beseitigen.

Besonders wichtig ist eine weitere Maßnahme. Um einem Mangel an Vitaminen, Mineralstoffen, Spurenelementen vorzubeugen bzw. um zu verhindern, daß dieser während des Heilfastens noch größer wird, werden diese lebensnotwendigen Mikro-Nährstoffe regelmäßig mit den vier Säulen der Vital-Plus-Therapie eingenommen; sie gehört zum dritten Faktor der Vier-Faktoren-Therapie. Dafür gibt es noch einen anderen Grund. Weil beim Abbau des überflüssigen Fettgewebes auch Umweltschadstoffe freigesetzt werden, sind zusätzliche Mikro-Nährstoffe erforderlich, um diese zu binden, unschädlich zu machen und auszuleiten.

Die Aufbautage führen zu allmählicher Gewöhnung an feste Kost

Wie lange das Heilfasten dauert, wird von Fall zu Fall vom Arzt festgelegt. An seinem Ende stehen das Fastenbrechen und die Aufbautage, in denen der Körper allmählich wieder an feste Kost gewöhnt wird – ebenfalls genau nach den Anweisungen des Arztes. Alles weitere Wissenswerte ist in dem Buch »Heilfasten« nachzulesen, das ich unter Mitarbeit von Dr. Thomas Adrian als »Herbig-Gesundheitsratgeber« geschrieben habe.

Während des Heilfastens wird der körperliche Zustand des Patienten genau überwacht. Vorher und nachher werden genaue laborchemische Untersuchungen vorgenommen. Sie bestätigen, wie gut sich der Zustand beispielsweise der Leber oder anderer innerer Organe gebessert hat, wie sich die Werte von Blutzucker und Blutfetten dem Normalen genähert bzw. diesen Zustand erreicht haben und auch, wie sich das Immunsystem während des Heilfastens zum Besseren verändert hat. Auskunft darüber gibt die Bestimmung der spezifischen IgE-Antikörper im Serum mit dem RAST-Test oder mit dem modifizierten ELISA-Test, die ich bereits beschrieben habe. Hier möchte ich noch einmal betonen, daß der Patient dadurch überhaupt nicht belastet wird, weil diese Tests »in vitro«, gewissermaßen »im Reagenzglas«, durchgeführt werden. Zwar sind diese Methoden noch immer recht aufwendig und teuer, dafür aber sind sie sehr aussagekräftig.

Auskunft über die Verbesserung des Immunsystems gibt der RAST-Test

Während des Heilfastens bleiben sehr viele Patienten von ihrer Allergie völlig verschont. Das zeigt sich besonders eindrucksvoll bei allen Lebensmittelallergien und bei den Allergien, die durch Gifte, Farbstoffe, Konservierungsmittel in Lebensmitteln ausgelöst werden sowie bei Allergien, die mit der häuslichen Atmosphäre oder im weiteren Sinne mit dem privaten Umfeld in einem Zusammenhang stehen. Es ist nicht einmal selten, daß nach dieser Karenz eine solche Allergie überhaupt nicht mehr auftritt.

Heilfasten ist auch der ideale Einstieg in eine Allergie-Such-Diät; die Anleitung dazu ist am Ende des Buches nachzulesen. Bemüht sich ein Patient in diesem guten Zustand zusätzlich darum, die bekanntesten Allergene in seiner Ernährung auszusparen, dann kann er sich das Wohlbefinden, das er sich während des Fastens erworben hat, weiterhin für eine lange Zeit erhalten. Und sein Körper reagiert nun so rasch, daß jetzt jeder Patient sehr schnell und sehr sicher erkennen kann, welche Nahrungsmittel für ihn bekömmlich sind und welche nicht. Um es noch einmal zu unterstreichen: Eine Allergie-Such-Diät läßt sich zu keinem anderen Zeitpunkt besser starten als unmittelbar nach dem Heilfasten.

Heilfasten ist der ideale Einstieg zu einer Allergie-Such-Diät

Sanotrop-Therapie: Gesundheit durch ganzheitliche Harmonisierung und Aktivierung der körpereigenen Selbstheilungskräfte

Sanotrop-Therapie gibt einen anregenden Reiz für die Selbstregeneration des Körpers

Solange ein Organismus in der Lage ist, sich selbst zu helfen, ist es am besten, man läßt ihn gewähren – und verschafft ihm die besten Voraussetzungen dafür, wie das mit dem Heilfasten sehr gut möglich ist. Steht allerdings fest, daß nicht mehr alle Organe ganz gesund sind und nicht mehr bestmöglich funktionieren, verordnen wir häufig zusätzlich eine Sanotrop-Therapie.

Es gibt viele Indikationen dafür, grundsätzlich gehören dazu alle Heilfasten-Patienten mit einer vorgeschädigten Leber, die infolge von zuviel Alkohol und allzu üppigem Essen zu einer Fettleber geworden ist. Denn die Leber ist das Organ, das während des Heilfastens besonders belastet wird, weil sie die vermehrt anfallenden Abbaustoffe verarbeiten muß. Sie muß darauf vorbereitet und dabei unterstützt werden, und zwar mit Hilfe von Hepatorell H als Leber-Spezifikum.

Die Sanotrop-Therapie ist ganz inviduell auf den Patienten ausgerichet

In der Behandlung von Allergien bietet die Sanotrop-Therapie einen großen Vorteil, weil sie individuell auf den Patienten ausgerichtet werden kann und damit eine ganzheitlich biologisch schonende Behandlung darstellt. Sowohl Ursachen und Auswirkungen einer Erkrankung wie auch funktionelle Störungen und Disharmonien werden durch das Anwendungskonzept der Sanotrop-Therapie berücksichtigt. Gesundheitsbewußten Patienten steht mit der Sanotrop-Therapie eine nahezu nebenwirkungsfreie Behandlungsmethode mit großer Zukunft zur Verfügung.

Die einzelnen organspezifischen Sanotropika wie auch die Kombinations-Sanotropika werden sowohl zur Harmonisierung und Optimierung aller Funktionen der körpereigenen Systeme als auch zur Normalisierung überschießender Reaktionen eingesetzt. Sie dienen auch der Regeneration der Organe.

Früher wurde die Serum-Therapie mit gutem Erfolg zur Regeneration der Organe eingesetzt. Diese war am ehesten mit einer Art Impfung zu vergleichen. Sie wird in unserer Privatklinik nicht mehr durchgeführt, weil die Serum-Arzneimittel nicht mehr erhätlich sind.

Deshalb wurde die Serum-Therapie durch die Sanotrop-Therapie abgelöst, die obendrein noch wesentliche Vorteile bietet.

Sanotropika sind biologische Arzneimittel

Die Sanotropika sind innovative homöopathische Arzneimittel und wurden von den Ärzten in der Schwarzwald Privatklinik Obertal in Zusammenarbeit mit den Wissenschaftlern des eigenen Pharmaunternehmens entwickelt. In ausgewählte Akupunkturpunkte, Triggerpunkte (Schmerzpunkte) oder Hautsegmente werden die Sanotropika in individuell angepaßter Form injiziert. Diese besondere Injektionstherapie vereinigt die positive Wirkung der bewährten Homöopathie und der Akupunktur. Sie verbessert die Zellgesundheit, stärkt und regeneriert die Organe und optimiert deren Funktion. Die Patienten erhalten am Ende der klinischen Behandlung eine Anleitung, um die Sanotrop-Therapie in Form der Homöopressur zu Hause fortsetzen zu können.

Eine neue Therapieform eröffnet den Weg zu mehr Gesundheit

Bei Allergien eignen sich besonders folgende organspezifische Sanotroprika für den therapeutischen Einsatz: Dermarell® als Haut-Spezifikum bei allergischen Hauterkrankungen; Hepatorell H® als Leber-Spezifikum zur Unterstützung der Entgiftungsfunktionen; Pulmorell® als Lungen-Spezifikum bei allergisch bedingten Atemstörungen; Renorell® als Nieren-Spezifikum zur Unterstützung der Ausleitung; Corticorell® als Nebennieren-Spezifikum zur positiven und schonenden Beeinflussung; Thymorell® als Thymus-Spezifikum zur Regulierung der Immunantwort. Kombinations-Sanotropika mit anti-entzündlicher und anti-allergischer Wirkung vervollständigen das Spektrum der Spezifika. Die Sanotrop-Therapie kann besonders bei Allergien durch weitere homöopathische Spezifika zur Umstimmung wie Sulfarell®

und Berberell® sowie zur Entgiftung wie Maflurell® und Nuvorell® ergänzt werden. Diese neue Therapieform eröffnet einen Weg zu mehr Gesundheit und zu weniger Allergien.

5 Die Allergie-Such-Diät

Das Aufdecken einer Allergie erfordert Spürsinn. Beginnen Sie das Suchspiel, indem Sie einfach Ihrem Verdacht nachgehen. Wie Sie dabei vorgehen, auf welche Zusammenhänge Sie achten müssen, erfahren Sie hier. Auch wenn es sich zu Beginn etwas umständlich anhört, wenn Sie erst einmal angefangen haben, Detektiv zu spielen, werden sich schnell Erfolge einstellen, die Ihrer Gesundheit zugute kommen.

Es gibt Dinge, die Lippenstift und Campari gemeinsam haben

Was haben Campari und Lippenstift gemeinsam? Klar: die rote Farbe. Mehr noch. In beiden Fällen wird die Farbe von Läusen gewonnen, die man in tropischen Ländern auf Kakteen züchtet. Beim Lippenstift kommt eine organische Substanz eines fremdartigen Lebewesens auf die Schleimhäute der Lippen und beim Essen und beim Ablecken der Lippen auch in die Verdauungsorgane hinein. Beim Campari trinkt man die fremde organische Substanz.

Das Beispiel zeigt: Wenn man vielleicht nach langem Suchen und Forschen dahintergekommen ist, daß der Körper allergisch auf den Lippenstift reagiert – womit bekanntlich nicht gesagt ist, daß er alle Lippenstift-Marken ablehnen würde –, dann bleibt die Allergie möglicherweise nach dem Absetzen des Lippenstiftes weiterhin erhalten, sofern man Campari trinkt. Damit ist angedeutet, wieviel Spürsinn das Aufdecken einer Allergie erfordern kann. Andererseits: Wenn nach dem Trinken von Campari und dem Benützen des Lippenstifts gleichartige Krankheitssymptome auftauchen, dann habe ich die Ursache meiner Allergie gefunden und kann ihr fortan ausweichen: Es ist der Läusefarbstoff.

Präzise Buchführung der benutzten Produkte ist unabdingbar zur Auffindung des Allergens

Wenn Sie sich daranmachen, ein Allergen oder mehrere Allergene aufzuspüren, dann geht das nicht ohne peinlichst sorgfältige Buchführung: Legen Sie ein Tagebuch an, in dem Sie genau jeden Bissen, den Sie verzehren, jeden Schluck, den Sie trinken, möglichst sogar mit Uhrzeit vermerken. Halten Sie, wo immer es geht, auch die Marken fest. Schreiben Sie also nicht nur Nudeln, sondern präzise: Eiernudeln der Firma XY. Es könnte ja sein, daß Sie nicht einfach auf Nudeln allergisch reagieren, sondern auf die Eier in den Nudeln. Es darf aber auch nicht außer Betracht gelassen werden, daß die eine Firma zusätzlich etwas in den Nudelteig mischt, was die andere nicht tut, und daß Sie genau darauf und nur darauf allergisch antworten.

Grundsätzlich sollten Sie bei der Allergie-Such-Diät zunächst alles meiden, was gefärbt ist und chemische Zusätze gegen ein vorzeitiges Verderben der Nahrungsmittel enthält. Das heißt beispielsweise: Verzichten Sie auf leichtverderbliche Fertigprodukte, wie etwa Mayonnaise in Tuben, auf Gerichte wie Russische Eier. Denn solche Speisen können nur angeboten werden, weil sie konserviert werden.

Um es ausdrücklich noch einmal festzuhalten: Allergien haben nichts mit Giftigkeit zu tun. Es ist leicht möglich, daß andere die Zusatzstoffe sehr wohl vertragen. Ob das auch bei Ihnen der Fall ist, das merken Sie daran, ob Sie sich nach dem Weglassen wohler fühlen, ob das Ekzem abheilt und nicht wiederkommt, ob Sie nervlich ruhiger werden, Ihr Kreislauf sich stabilisiert. Und so weiter: Es muß die erwünschte Besserung eintreten.

Sie müssen aber auch wissen und beachten: Das Chinin in einem Bitter-Lemon-Getränk kann einen Ausschlag an Armen und Beinen auslösen, der erst einen oder zwei Tage nach dem Genuß des Getränkes voll »aufblüht«. Ähnliches kann bei einer allergischen Disposition gegen Perubalsam geschehen: Sie verspeisen einen »aromatisierten« Kuchen oder trinken ein Cola, in dem ebenfalls das Duftstoffgemisch enthalten ist, und tags darauf oder auch erst zwei Tage später bekommen Sie einen Ausschlag.

Meiden Sie ebenfalls alle bereits leicht verdorbenen Lebensmittel, vor allem Fisch, Käse und Wein. Diese Lebensmittel könnten Histamine enthalten, die eine sogenannte Pseudoallergie auslösen. Dabei treten Erscheinungen auf (Hautausschläge, nervliche Störungen, Erkrankungen der Atemwege) wie bei einer Allergie, ohne daß diese jedoch gegeben wäre.

Meiden Sie alle Nahrung, die gefärbt ist und chemische Zusätze hat sowie alle bereits leicht verdorbenen Lebensmittel

Lassen Sie zu Beginn der Allergie-Such-Diät zunächst auch alle Gewürze weg. Nicht eben selten sind sie Allergene!

Achten Sie schließlich auf solche und ähnliche Zusammenhänge: Falls Sie auf Nickel allergisch reagieren, indem Sie auf der Haut ein Ekzem bekommen, wenn Sie mit dem Nickel in Berührung kommt, dann verbannen Sie auch Nickelkochtöpfe und Nickelgeschirr aus Ihrer Küche, weil manche Nahrungsmittel das Nickel in kleinsten Mengen herauslösen, so daß es mit dem Essen in den Körper gelangt.

Halten Sie neben den verwendeten Nahrungsmitteln in Ihrem Tagebuch auch fest, welche Medikamente Sie einnehmen mußten, welche Kosmetika Sie verwendeten und gegebenenfalls, ob Sie in einem Jodbad gewesen sind. Das Jodwasser kann zu einer Art Akne führen, die wiederum zwei Tage nach dem Bad »aufblüht«. Wenn es irgendwie geht, sollten Sie während der Diät auf Aspirin verzichten. Es kann selbst Allergen sein.

Das Allergie-Detektiv-Spiel beginnt Spaß zu machen, sobald sich die ersten Erfolge einstellen und man ein Allergen gefunden hat

Das hört sich alles viel schlimmer an, als es in Wirklichkeit ist. Wenn Sie erst einmal damit angefangen haben, Detektiv zu spielen, werden Sie bald zum Experten. Und wenn sich dann die ersten Erfolge einstellen, findet sich in den meisten Fällen so etwas wie ein Feuereifer. Warum soll man immer nur Kreuzworträtsel lösen oder im Krimi Verbrecher jagen? Das Aufspüren eines Allergens kann viel interessanter sein.

Sie können, noch bevor Sie die Allergie-Such-Diät überhaupt beginnen, das Suchspiel auch einfach umkehren. Das empfiehlt sich vor allem, wenn Sie einen bestimmten Verdacht haben: Versuchen Sie, einen, zwei Tage lang nur von dem Lebensmittel zu leben – oder wenn das nicht geht, verspeisen Sie es mit Lebensmitteln, die kaum als Allergen in Frage kommen, in besonders großen Mengen, und beobachten Sie, ob Ihre Beschwerden dabei schlimmer werden.

Beispiel: Sie essen sehr gerne Tomaten, befürchten aber, daß Sie darauf allergisch reagieren. Um die Wahrheit herauszufinden, leben Sie zwei Tage lang nur von Tomaten in allen Formen: roh, gekocht, als Salat, als Tomatensaft. Dazu essen Sie nichts als Reis, trinken Sie nichts als Mineralwasser.

Oder: Ihr Kind nascht gerne Gummibärchen, die für Millionen Kinder völlig harmlos sein mögen. Sie vermuten aber, daß Ihr Kind mit großer Unruhe, Unkonzentriertheit und Nervosität darauf allergisch reagiert. Nehmen Sie etwa ein Wochenende oder einen Ferientag. Halten Sie an diesem Tag das Essen frei von Milchprodukten, Fleisch, Eiern, und geben Sie dem Kind statt dessen nur Kartoffeln in verschiedenen Zubereitungsformen. Wenn sich Ihr Kind jetzt besonders rebellisch verhält, obwohl es eigentlich keinen äußeren Anlaß gibt, dann wissen Sie, daß die Gummibärchen ab sofort tabu sein müssen. Wenn das konsequent durchgehalten wird, müßte sich schon innerhalb einer Woche eine deutliche Besserung im Verhalten des Kindes bemerkbar machen. Es müßte ruhiger, konzentrierter und liebenswerter werden.

Ihr Kind kann auch gegen die geliebten Gummibärchen allergisch sein

Was Sie tun und lassen sollten

Eine relativ allergenfreie Diät ist gar nicht so leicht durchzuführen; ein Gespräch mit dem Arzt und eine vorherige Untersuchung sowie laborchemische Blutuntersuchungen vor und während der Allergie-Such-Diät sind hilfreich. Kuhmilch und Hühnereier gehören zu den häufigsten Allergenen einer Nahrungsmittel-Allergie. Deshalb empfiehlt es sich, bei der Allergie-Such-Diät zunächst mit einem Verzicht auf Kuhmilch und Eier zu beginnen. Richtig und hilfreich durchgeführt ist das nun allerdings nicht so einfach, wie es sich anhört. Denn es genügt keineswegs, auf Milch und Milchprodukte zu verzichten – und das wäre doch bereits eine ganze Menge: Trinkmilch, Joghurt, Kefir, Sahne, Butter, Quark, Kondensmilch, Milchmischgetränke, Milcheis, Käse und so weiter.

Eine laborchemische Blutuntersuchung vor und während der Allergie-Such-Diät kann das Auffinden eines Allergens erleichtern

Trockenmilchprodukte können beispielsweise auch in Wurstwaren und Fertiggerichten enthalten sein

Man muß auch daran denken, daß Trockenmilchprodukte in beträchtlichen Mengen in Lebensmitteln sein können, in denen wir sie überhaupt nicht vermuten, beispielsweise in Wurstwaren, Backwaren, Süßwaren und Fertiggerichten. Milch wird deshalb so gerne und so vielseitig in der industriellen Lebensmittelverarbeitung verwendet, weil man damit das Eiweiß auf natürliche Weise anreichern kann. Milch dient aber auch der Verfeinerung verschiedenster Waren – und als Bindemittel. Bei Backwaren beispielsweise wird die Krume weich, und das Gebäck bleibt länger frisch, wenn man dem Teig Milch beifügt. In der Wurst wirkt Milch gärungshemmend. Ähnlich ist es mit den Eiern. Sie können nicht nur in Nudeln vorkommen und in vielen Fertiggerichten enthalten sein. Eibestandteile finden sich sogar in Rotweinen, weil Eiklar zum Klären eingesetzt wird.

Es lohnt sich, jeder kleinen Verdachtsspur nachzugehen

Das bedeutet nun aber: Wer Milch, Milchprodukte und Eier vorübergehend vom Speiseplan streichen will, um herauszufinden, ob es Allergene sind, dessen detektivischer Spürsinn muß zunächst einmal nach den Spuren von Milchprodukten und Eiern in seiner Nahrung fahnden. Das ist nicht so einfach, wie es auf den ersten Blick aussieht. Man kann beispielsweise nicht einfach die Butter durch Margarine ersetzen, denn es gibt auch Margarine-Sorten, die Milchbestandteile enthalten. Ebenso irreführend wäre das Ausweichen auf Wurstwaren, indem man das Wurstbrot eben ohne Butter-Unterlage verzehrt. Die Milch kann in Spuren auch in der Wurst sein. Und wie wir wissen, bedarf es zur Auslösung der Allergie-Folgen keiner großen Mengen von Allergenen. Der »Alarm« kann durch winzigste Spuren ausgelöst werden.

Rückkehr zu Grundnahrungsmitteln

Wer eine Garantie dafür haben will, daß seine Kost tatsächlich frei ist von Milch, Milchprodukten, Eiern, Zusatzstoffen und anderen unverträglichen Bestandteilen, der muß auf ganz natürliche, einfache Grundnahrungsmittel zurückgreifen. Da es sich hier um eine Such-Diät handelt, die nur wenige Tage lang durchgehalten werden muß, besteht nicht der geringste Anlaß zur Sorge, man könnte sich in diesen Tagen falsch oder einseitig ernähren. Den genauen Testplan für die Allergie-Such-Diät finden Sie ab Seite 193 und hier wichtige Informationen dazu, die Sie genau beachten sollten.

Ganz sicher vor Unverträglichkeiten kann man nur durch den Rückgriff auf Grundnahrungsmittel sein

Sprechen Sie vor der Allergie-Such-Diät mit Ihrem Arzt. Er sollte eine sogenannte Ernährungs-Anamnese erheben, also nach den Ernährungsgewohnheiten und bereits bekannten Nahrungsunverträglichkeiten fragen und gegebenenfalls Ihnen Ratschläge geben, wie Sie diese Diät individuell anpassen können – so wie wir das mit unseren Patienten in der Schwarzwald Privatklinik Obertal tun.

Führen Sie eine Art Diät-Tagebuch, in dem Sie notieren, was sich verändert und wie Sie sich fühlen; bei Befindensstörungen sollten Sie zum Arzt gehen.

Anleitung zur Allergie-Such-Diät

Essen Sie während der Allergie-Such-Diät nur:

- Zu Beginn an zwei Fastentagen nichts anderes als Kartoffeln (in Wasser gekocht mit etwas reinem Salz, ohne weitere Zusätze) oder ersatzweise Reis (ebenso zubereitet).
- Gut verträgliche Gemüse (gekocht, etwa Zucchini, Karotten, Spargel, Broccoli, Topinambur, Gurke) mit etwas Speiseöl (Sonnenblumenöl, Traubenkernöl).

- Gut verträgliche Obstsorten (gekocht, wie Ananas, Aprikosen, Pfirsich, Birne, Mango, Papaya, Preiselbeeren, Honigmelone und süße, unbehandelte Äpfel).
- Fleisch (Lamm oder Huhn, in Wasser gekocht, mit etwas Salz).
- Gut verträgliche Gewürze (Pfeffer, Paprika, Zucker, Honig).
- Gut verträgliche Getreide (erst gekocht, dann roh in Form von Flocken, zum Beispiel Dinkel).
- Trinken Sie während der Allergie-Such-Diät täglich mindestens 2 Liter Flüssigkeit, etwa Mineralwasser und dünnen schwarzen Tee.

Nahrungsmittel, auf die man unbedingt verzichten sollte

Verzichten Sie unbedingt auf folgende Nahrungsmittel und Nahrungsmittelzusätze:

- *Alle in der Such-Diät nicht genannten Brot- und Backwaren* (also nicht nur Milchbrötchen, Gebäck, Weißbrot, sondern auch Zwieback, Toastbrot, Kekse und Kuchen und selbst ganz normales Schwarzbrot. Wer ganz sicher sein will, muß sehr konsequent vorgehen!).
- *Alle Wurstsorten* (am besten auch frisches Fleisch. Erlaubt sind dagegen Rohwurstsorten, wie beispielsweise Salami, roher und gekochter Schinken).
- *Alle Fleisch-Mixwaren* (wie etwa Hamburger, Fleischpflanzerl, Königsberger Klopse).
- *Alle Fertiggerichte, Konserven* (dazu gehören auch Nudeln, andere Teigwaren, Püree, Knödel und Müsli. Es gibt zwar eifreie Nudeln, vor allem italienische Waren sind in der Regel ohne Eier hergestellt. Doch während unserer Suchdiät sollten Sie zur letzten Sicherheit auch darauf verzichten).
- *Alle Soßen, Soßenzusätze, Glasuren.*
- Senf, Salat-Dressings, Ketchup, Mayonnaise.

- *Alle Süßwaren* (von Bonbons bis zur Schokolade, vor allem Speiseeis).
- *Alle Liköre und Rotweine.*

Manche der angeführten Lebens- und Genußmittel sind wahrscheinlich frei von Milch und Eiern. Doch da es beinahe unmöglich ist, jeden einzelnen Fall zu überprüfen, sollte man sich zu einer ganz klaren Haltung entscheiden: Was verdächtig sein könnte, muß entfallen.

Erlaubt sind alle Nahrungsmittel, die natürlich gewachsen, nicht stark verarbeitet sind und was nicht konserviert und verschönt wurde

Die Faustregel heißt: Erlaubt ist alles, was natürlich gewachsen ist, was nicht gemixt, stark verarbeitet (außer gekocht), konserviert, verschönt wurde. Leben Sie einmal einige Tage lang so, wie die einfachen Menschen unserer Heimat noch vor hundert Jahren ein ganzes Leben lang lebten. Dann erfahren Sie sehr schnell und sehr nachdrücklich, ob das, was Sie plagt, eine Allergie ist – und ob das Allergen ein Nahrungsmittel ist.

Wenn Sie sich nach dieser Woche deutlich wohler fühlen und Ihre Beschwerden (Ausschlag, Husten, Schnupfen, innere Unruhe) spürbar verschwinden, dann sind Sie auf dem richtigen Weg, dann können Sie beinahe sicher sein, daß Ihre Beschwerden das Ergebnis einer allergischen Reaktion sind.

Werden die Beschwerden dagegen trotz radikaler Vereinfachung des Essens nicht besser, dann gibt es zwei Möglichkeiten:

- Entweder Sie leiden überhaupt nicht an einer Allergie und so vielleicht an einer chronischen Erkrankung, die eine ganz andere Ursache hat.
- Oder die Allergie wird nicht durch Nahrungsmittel, sondern durch Partikel ausgelöst, die über das Atemsystem oder die Haut in den Körper gelangen.

Notieren Sie in diesen Tagen aber auch, ob es neben der Vereinfachung der Ernährung auch andere Veränderungen in Ihrer Lebensweise gegeben hat. Es könnte doch sein, daß Sie sich nur deshalb wohler fühlen, weil Sie gerade nicht rauchten, weniger Streß erlebten oder besonders viel Freude erfahren durften?

Brot sollte erst wieder in der dritten Woche gegessen werden, denn das Getreide ist oftmals das Allergen

Das Brot haben wir bisher völlig ausgespart – nicht nur der möglichen Milch-Zusätze wegen, sondern auch deswegen, weil Getreide, vor allem Weizen und Roggen, häufig selbst zum Allergen werden.

Wenn Sie sich also nach den ersten 14 Tagen erleichtert und im wahrsten Sinn des Wortes befreit fühlen, dann ergänzen Sie in der dritten Woche Ihren Speiseplan mit Brot. Fügen Sie weitere Nahrungsmittel entsprechend dem Testplan (siehe Seite 193 ff) hinzu – eines nach dem anderen, wobei jedes wenigstens zwei Tage lang getestet wird, ehe das nächste an die Reihe kommt. Nach vier Wochen kann das Angebot an Nahrungsmitteln ganz individuell nach den weiteren Empfehlungen Ihres Arztes und unter Berücksichtigung Ihres Geschmacks erweitert werden.

Und was kommt danach?

Allergenfreie Nahrung ist nicht einfach zusammenzustellen – aber es lohnt sich

Nun bleibt im Hinblick auf eine Nahrungsmittel-Allergie nur noch die eine Frage: Was tue ich nun, wie verhalte ich mich, wenn ich das Allergen oder die Allergene entlarvt habe?

Zunächst muß ich meine Kost so zusammenstellen, daß sie für mich allergenfrei ist. Und zwar in der gründlichen Art, wie sie schon bei der Suchdiät geschildert wurde. Wenn ich keine Milch und auch keine Milchprodukte vertrage, dann genügt es nicht, keine Milch und keine Butter mehr zu verwenden, sondern dann muß ich auch alles weglassen, was Milch oder Milchbestandteile enthalten könnte. Also: Kuchen, Pudding, Speiseeis, Milchgebäck, alle Fertiggerichte, Konserven und dergleichen mehr. Ich muß mich erkundigen, wo ich Vollkornbrot bekomme, das garantiert frei von Milchzusätzen ist, muß mir den Kuchen selber backen – ohne Butter, dafür mit milchfreier Margarine.

Wer nicht zurechtkommt, kann sich im Reformhaus über die geeigneten Nahrungsmittel informieren, damit die Milch tatsächlich nicht auf versteckten Schleichpfaden in seinen Körper gelangen kann. Noch besser wäre es, er würde freie Urlaubstage dazu benützen, einen Experten aufzusuchen, um bei ihm gesicherte Diagnostik und Therapie zu erfahren.

Im Reformhaus kann man sich über geeignete Nahrungsmittel informieren

Eine milchfreie Ernährung ist möglich – auch bei Kindern. Sie ist auch unproblematisch, ergänzt man das entstehende Eiweiß-Defizit durch andere wertvolle Eiweiße, etwa in Weizenkeimen, in frischen Fleischwaren, in Hülsenfrüchten, in Fischen, Eiern – falls sie vertragen werden. Den Patienten, die in der Schwarzwald Privatklinik Obertal eine Allergie-Such-Diät durchführen, geben wir eine Anleitung für eine gesunde, vollwertige, kalorienangepaßte Ernährung mit nach Hause, in der – falls erforderlich – die individuellen Unverträglichkeiten und besonderen Lebensumstände berücksichtigt sind.

Patienten in der Schwarzwald Privatklinik Obertal bekommen eine Anleitung für eine gesunde, vollwertige Ernährung

Doch dieses Ausweichen – ich habe mehrfach darauf hingewiesen – kann und darf nicht alles bleiben. Während der Körper vor seinen falschen Reaktionen bewahrt bleibt, muß gleichzeitig das Immunsystem so stabilisiert und neu ausgerichtet werden, daß es seine Panik aufgibt.

Wessen Leber und Nieren gesund funktionieren, dessen Körper produziert auch keine Antikörper

Dazu gehört vor allem das Auskurieren auch kleinster gesundheitlicher Störungen, ob es sich nun um verschleppte Infektionen oder um Eiterherde unter toten Zähnen oder in zerstörten Mandeln handelt. Man muß sich nach der Einnahme starker Medikamente wieder regelrecht davon säubern, indem man das Lymphsystem mit natürlichen Heilmitteln reinigt und stärkt. Und man muß stets darauf achten, daß vor allem Leber und Niere gesund funktionieren, damit sich im Körper keine Rückstände bilden, die eine neue Belastung darstellen.

Wer das mit Sorgfalt tut, der wird erleben, daß Stoffe, die vor kurzem noch Allergene darstellten, plötzlich vom Körper akzeptiert werden, ohne daß er erneut Antikörper gegen sie produziert und damit einen riesigen Abwehrkampf führt. Sollte dieser Heilerfolg ausbleiben, müßte man allerdings an eine Thymosand-Therapie denken, weil das Immunsystem ohne die damit verbundene Ausrichtung dann nicht mehr in der Lage ist, sich selbst zu korrigieren, und weil es deshalb in seinem alten Fehlverhalten verharren würde.

In nur drei Wochen erfahren, woher die Beschwerden kommen und diese gezielt angehen können

Das bedeutet: Man muß sich für wenigstens drei Wochen freimachen von allem, was das körpereigene Abwehrsystem belastet, von der eigenen Familie, von beruflichem Streß, vom nervtötenden Verkehr in der Stadt, von verschmutzter Luft, von zweifelhaften Speisen, von klimatisierten Räumen, von Haustieren – kurz, von der bedrückenden Umwelt, in der man normalerweise lebt. Nur in der losgelösten, gesunden Atmosphäre ist es möglich, gezielt nach Allergenen zu fahnden und eine gezielte Therapie durchzuführen, die den geplagten Körper aus seiner Panik löst. Von vielen Krankenkassen ist der Wert einer solchen Therapie inzwischen erkannt worden, so daß sie, stellt man rechtzeitig den Antrag, zumindest teilweise die Kosten dieses Urlaubs für die Gesundheit übernehmen. Wichtig ist nur, daß man sich so früh wie möglich zu diesem Schritt entschließt. Man kann für die Rettung seiner Gesundheit und für sein Wohlbefinden nichts Besseres tun.

Grundsätzlich darf ich noch anmerken: Je einfacher der Speiseplan eines Menschen aussieht – womit ich mit »einfach« nicht etwa einseitig oder eintönig meine, sondern lediglich das Ungekünstelte, Naturbelassene verstehe – desto kleiner ist die Gefahr, eine Allergie zu bekommen. Wer seine Kartoffeln nur im Dampf erhitzt und sie dann ohne Soßen und undefinierbare »Verzierungen« verspeist, der genießt Kartoffeln und nur Kartoffeln, keine chemischen Zusätze, keine Konservierungs- oder Färbemittel, keine Stoffe, die beim Braten oder Frittieren entstanden sind. Wie wunderbar eine solche »nackte« Kartoffel schmecken kann, das lernt man erst wieder, wenn man tatsächlich eine Zeitlang alles andere wegläßt.

Wer sich mit naturbelassener Nahrung ernährt, bei dem besteht kaum eine Gefahr, eine Allergie zu bekommen

6 Die Allergie-Fahndung in der Luft

Allergien werden nicht von selbst besser! Wenn Sie beschwerdefrei leben wollen, sind Sie wiederum als erfolgreicher Detektiv gefordert. In diesem Kapitel finden Sie Fragen, denen Sie nachgehen und die Sie selbst beantworten müssen: Wann hat alles begonnen? Ist es die Katze? Sind es die Schimmelpilze? Trägt die Milbe die Schuld? Oder haben Sie Küchenschaben?

Was ein Mensch ißt, kann er beeinflussen, aber nicht, welche Luft er einatmet

Was beim Essen und Trinken durch den Mund in den Körper gelangt, das läßt sich einigermaßen kontrollieren. Jede Nahrungsmittel-Allergie kann entsprechend entlarvt und aus der Welt geschafft werden. Wo dies nicht geschieht, muß man schon beinahe von Versäumnis, vielleicht sogar von Schlamperei sprechen – zumal es unendlich viele Möglichkeiten gibt, den Allergenen auszuweichen. Abgesehen von Wasser und Sauerstoff gibt es nichts auf dieser Welt, das nicht ersetzt werden könnte.
Schwieriger ist es bei Allergenen, die über die Atemwege in unseren Körper gelangen. Einer verdorbenen Luft kann man heute kaum mehr ausweichen. Allergene, die aus Farben, neuen Möbeln, Bettfedern, Zigarettenrauch, Katzenhaaren und Tierschuppen stam-

Schlechte Luft kann Kopfschmerzen, Hautausschlag, Übelkeit, nervliche Störungen und vieles mehr auslösen

men, können in aller Regel auch durch keinen Sinn wahrgenommen werden, so daß es keine Warnung davor gibt. Die Beschwerden von Kopfschmerzen über Hautausschläge, Schnupfen, Husten, Asthmaanfälle bis hin zu Übelkeit, nervlichen Störungen sind einfach da. Es verlangt sehr viel detektivisches Gespür, den Verursacher aus der Vielzahl der Möglichkeiten herauszufischen.

Ich sprach schon davon: Bei uns in Obertal sind Allergiker oftmals schlagartig von ihren Beschwerden befreit, wobei gar nicht so leicht festzustellen ist, ob sie diese »Spontanheilung« unserer Behandlung, der gesunden Umgebung in der ruhigen, weithin noch unbelasteten Schwarzwaldluft – oder der Kombination von Behandlung und gesunder Umgebung verdanken. Selbst die Fortdauer der Befindensbesserung über den Aufenthalt hinaus wäre noch kein endgültiger Beweis für die Wirksamkeit unserer Therapie. Denn: Vier Wochen Erholung im wahrsten Sinn des Wortes, vier Wochen Verschonung von Streß und Hetze, von beruflichen und privaten Sorgen können gelegentlich ausreichen, eine Allergie zu beseitigen, ohne daß zusätzlich eine Behandlung nötig wäre.

Diese Chance könnte noch viel häufiger genutzt werden, würden Allergiker nicht abwarten, bis sie beinahe am Ersticken sind (Asthma), oder bis Ekzeme ihren ganzen Körper bedecken, sondern würden sie rechtzeitig den »Urlaub für die Gesundheit« gestalten. Bei der heutigen Lebensweise allerdings, die für Gesundheitsvorsorge kaum Platz läßt, bei der Einstellung so vieler Menschen, daß man eben nicht zimperlich sein darf und lästigen Störungen wie einem Dauerschnupfen am besten keinerlei Bedeutung schenkt, bleibt es dann meistens so, daß ein Urlaub

»Urlaub für die Gesundheit« ist das Beste, was man sich gönnen kann

nur noch die vorübergehende Besserung bringt und der Rückfall sich alsbald nach der Rückkehr zu Hause einstellt. Man darf schließlich nicht übersehen, daß eine Allergie, die bereits über Monate oder gar Jahre fortdauert, bereits Schäden angerichtet hat, die so leicht nicht mehr zu beheben sind.

Wenn wir Allergien wirksam zu Leibe rücken wollen, müssen wir zuallererst die Einstellung zu unserer Gesundheit ändern. Und da heißt die erste und wichtigste Grundregel:

- *Allergien werden nicht von selbst besser!*

Es ist eine wunderbare Erfahrung, daß sich der Körper bei so vielen akuten Störungen immer wieder zu helfen weiß – meistens sogar, ohne daß wir ihn dabei unterstützen, gelegentlich sogar gegen unser falsches Verhalten. Das Warten auf das Verschwinden der Krankheitssymptome ist bei Allergien allerdings fehl am Platze, solange der Körper Antikörper gegen vermeintliche Angreifer herstellt und er mit den Allergenen immer wieder konfrontiert wird. Das heißt aber: Wir müssen hellwach sein, wann immer sich gesundheitliche Störungen zeigen.

Krankheitssymptome von Allergien verschwinden nicht von selbst, sie müssen direkt angegangen werden

Eine »Erkältung« ist kein Grund zur Beunruhigung – auch dann nicht, wenn sie von Fieber und Entzündungen begleitet ist. Ein verschleppter Schnupfen, der über viele Wochen und Monate unvermindert anhält, kann zur Katastrophe werden – auch wenn er nur als lästig empfunden wird. Denn: Die scheinbar so geringfügige Belästigung kann der Hinweis auf eine Allergie sein – und das würde ja nichts weniger bedeuten als eine Fehlfunktion unseres Immunsystems, letztlich eine äußerst bedrohliche Sache.

Im Mittelpunkt einer wirksamen Selbstbeobachtung, die überhaupt nichts mit Hypochondrie (krankhafter

Der Patient muß selbst aktiv sein und versuchen, seine Erkrankung unter Kontrolle zu haben

Beschäftigung mit sich selbst und möglichen Krankheitszeichen) zu tun hat, muß das eigene Heim stehen. Diesmal ist es aber nicht die Küche und sind es nicht die Nahrungsmittel, sondern es sind vor allem Wohn- und Schlafraum, Wohnungseinrichtungen und Haustiere. Wenn Sie selbst die Befürchtung hegen, oder wenn Ihr Arzt den Verdacht ausgesprochen hat, Ihre Beschwerden könnten das Ergebnis allergischer Reaktionen sein, dann hat es wenig Sinn, nach einem Medikament zu verlangen, das die Symptome dämpft oder beseitigt. Der Arzt kann nicht für Sie handeln. Sie müssen selbst aktiv werden. Und das wiederum als findiger Detektiv.

Wann hat alles begonnen?

Stellen Sie einen genauen Fragebogen auf und gehen Sie ihn Schritt für Schritt durch

Die erste Frage, auf die Sie eine Antwort finden müssen:

- *Wann hat das alles begonnen – und was hat sich zu jenem Zeitpunkt zu Hause ereignet? Was wurde verändert?*

Wenn Sie zu dem Ergebnis kommen, daß Ihr Schnupfen, Ihr Asthma, Ihr Ausschlag, oder was immer Sie plagt, ziemlich genau ein halbes Jahr alt ist, dann ist es ganz wichtig herauszufinden, was damals in Ihrer Wohnung anders geworden ist: Haben Sie Ihre Wohnung damals neu streichen oder tapezieren lassen? Haben Sie neue Möbel angeschafft, oder ein Sofa oder einen Sessel mit Kunststoff oder mit Geflügelfedern polstern lassen? Einen Schrank, einen Tisch, ein Regal aus Preßplatten zusammengefügt oder furniert? Wurde ein neuer Teppich gelegt? Haben Sie neue Bettwäsche gekauft, etwa Kissen oder Bettdecken mit Daunen? Wurden neue Kacheln angebracht? Zu diesem Fragenkatalog gehören auch solche »Nebensächlichkeiten« wie etwa: Sind Sie zu einem neuen Waschmittel gewechselt, oder verwenden Sie seit einem halben Jahr ein zusätzliches Mittel – vielleicht einen Toilettenreiniger, den Sie zuvor nicht hatten?

Die Allergie-Fahndung ist nur erfolgreich, wenn man alle Nebensächlichkeiten beachtet

Wenn Sie auf diese Fragen eine Antwort finden können, ist das Allergen aller Wahrscheinlichkeit nach bereits gefunden. Sie brauchen es nur auszuschalten, aus der Wohnung zu schaffen, um weiterhin zu beobachten, ob sich eine Besserung einstellt. Finden Sie dagegen keine Antwort, weil tatsächlich um Sie herum alles beim alten blieb, müssen Sie weiterforschen. Es kann ja sein, daß sich nicht Ihre Wohnung, sondern daß Sie sich verändert haben und plötzlich auf einen Gegenstand, ein Haustier, Zigarettenrauch oder etwas anderes, das Ihnen im Grunde immer schon mißfiel, allergisch reagieren.

Ist es die Katze?

Vor allem dann, wenn Sie sich nur zu Hause krank fühlen, am Arbeitsplatz nicht und schon gar nicht im Urlaub oder auf Reisen, kommen psychologische Überlegungen ins Spiel:

Auch das geliebte Haustier kann leider der Auslöser für eine Allergie sein

- *Könnte es sein, daß ich meine Katze, die schon seit Jahren bei mir lebt, als Last, als Störung, als Beeinträchtigung meines Wohlbefindens empfinde?* Habe ich etwas dagegen, daß der Partner raucht, aber wage ich nicht, das Mißbehagen auszusprechen? Befürchte ich vielleicht sogar, am Zigarettenrauch krank zu werden – und sage ich trotzdem nichts, aus Angst, ich könnte ihn kränken?

Wenn auch nur der geringste Verdacht besteht, eine dieser Fragen könnte zur Lösung des Problems bei-

Tierhaar-Allergien sind gar nicht so häufig – öfter handelt es sich um eine Hausstaub-Allergie

tragen, müssen Sie handeln: Geben Sie die Katze für zwei, drei Wochen zu Bekannten, und überprüfen Sie in der Zeit, ob sich Ihre Beschwerden deutlich bessern. Solche Allergien sind in aller Regel leicht zu klären, weil beim betroffenen Allergiker meistens die Nase schon zu laufen beginnt, sobald er in die Nähe einer Katze kommt. Das kann so perfekt funktionieren, daß er von den plötzlich auftretenden Beschwerden darauf rückschließen kann, daß sich eine Katze in seiner Umgebung versteckt haben muß.

Übrigens: Allergien gegenüber Tierhaaren oder Tierhäuten werden von der Allgemeinheit meistens stark überschätzt. Es gibt sie nämlich nicht so häufig, wie immer wieder behauptet wird. Den neuesten Statistiken nach sind nur 2,6 Prozent aller Allergien solche gegen Tierhaare oder -häute. Häufig, wenn ein Haustier verdächtigt wird, dürfte es sich beim Allergie-Auslöser um Hausstaub oder Zigarettenrauch handeln.

Wenn Sie den Zigarettenrauch im Verdacht haben, dann genügt es keineswegs, wenn sich der Partner zum Rauchen in einen eigenen Raum oder auf die Toilette zurückzieht. Und es ist auch nicht genug, wenn er nur am Arbeitsplatz, aber nicht zu Hause raucht. Der Rauch hängt in seinen Kleidern, seinen Haaren, an seiner Haut. Deshalb gibt es nur einen Weg, der Allergie zu begegnen: völliger Verzicht auf das Rauchen – und meiden aller Räume, in denen geraucht wird. Man sagt Nichtrauchern oft große Intoleranz nach. Das mag gelegentlich stimmen. Aber der Allergiker kann keine Kompromisse eingehen. Er muß die totale Abstinenz verlangen, sonst wird er seine Allergie niemals los. Kommt auch der Zigarettenrauch als Allergen nicht in Frage, dann geht das Suchen weiter.

Sind es Schimmelpilze?

- *Haben sich in Ihrem Haus Schimmelpilze gebildet?* Sie wissen doch: Jede dritte Allergie wird durch Sporen von Schimmelpilzen gebildet.

Jede dritte Allergie entsteht durch Sporen von Schimmelpilzen

Beim Suchen nach den Pilzen dürfen Sie nicht nur an verfaultes Obst, an Rückstände im Kühlschrank, an verdorbene Marmelade, an den feuchten Keller denken. Die Sporen können in jedem Winkel heranreifen, in dem ein Essensrest übersehen wurde. Sie können Ihnen aber auch jederzeit durchs Fenster zufliegen.

Eigentlich gibt es in diesem Fall keine Ausweichmöglichkeit. Sie können lediglich dafür sorgen, daß Abfälle und Rückstände sehr gründlich entfernt werden. Bewahren Sie Abfälle nicht in der Küche auf, auch nicht für wenige Stunden, sondern leeren Sie den Mülleimer in kürzesten Abständen. Reinigen Sie vor allem feuchte Orte sehr regelmäßig – aber möglichst nicht mit chemischen Mitteln, sondern etwa mit Schmierseife. Gleichzeitig muß das Fahnden weitergehen.

Lieber die Abfälle sofort zur Mülltonne bringen als in der Küche stehen lassen

Trägt die Milbe die Schuld?

- *Ein sehr verbreiteter Übeltäter im Hinblick auf Allergien ist die Hausmilbe.* Oft, wenn man glaubt, auf die Füllung von Polstermöbeln allergisch zu reagieren, sind nicht diese Materialien, sondern die in ihnen nistenden Milben schuld. Man sieht sie nicht. Sie beißen nicht. Doch sie verursachen Allergien mit Dauerbeschwerden.

Milben können eine Allergie auslösen

Milben können sich in Gras- und Textiltapeten finden. Sie lassen sich in Teppichen, Polstermöbeln und Matratzen aufspüren, doch mit Staubsaugen oder Teppichklopfen kann man sie nicht entfernen. Wer

Stofftiere von Kindern oder anderes »Kuschelmaterial« sollten mindestens alle sechs Wochen in die Tiefkühltruhe gelegt werden – das überlebt keine Milbe

unter ungeklärten Allergien leidet, der darf nicht geizig sein. Er muß alte Tapeten herunterreißen, alte Polstermöbel ebenso wie alte Matratzen wegwerfen. Teppiche sollten in regelmäßigen Abständen einer Naßreinigung durch den Fachmann unterzogen werden. Nur damit lassen sich Milben entfernen.

Mittlerweile gibt es weitere Hilfsmittel, sich der Milben zu erwehren, und zwar speziell für die Betten, in denen sie sich sehr häufig festsetzen. Das sind besonders dichte Schutzbezüge, die Milben nicht durchdringen können, sowie eine Füllung aus Kunststoff statt aus Bettfedern und eine Matratze aus Schaumstoff – oder sogar ein Wasserbett.

Dazu kommt: Milben werden – ebenso wie Schimmelpilz-Sporen – durch Feuchtigkeit begünstigt und durch Heizungen hochgewirbelt. Im Hinblick auf Allergien haben sich Fußbodenheizungen als besonders gesund erwiesen. Wer sie nicht hat, der muß dafür sorgen, daß die Luftfeuchtigkeit nicht mehr als 60 Prozent beträgt. Die Wasserbehälter an Heizkörpern sind Brutstätten für Bakterien und andere Krankheitserreger. Deshalb weg damit! Wer sich vor zu trockener Luft schützen will, der sollte nur Wasserbehälter benützen, die er täglich reinigen und mit frischem Wasser versehen kann.

Acht Prozent aller Allergien – das ist jede zwölfte! – werden durch Hausmilben verursacht!

Haben wir Küchenschaben?

Übersehen Sie schließlich die Wasserabflüsse in Küche und Bad nicht:

- *Haben Sie irgendwann einmal Küchenschaben beobachtet? Könnte es sein, daß es sie noch gibt?*

Unterziehen Sie die Abflüsse einer besonders gründlichen Reinigung. Küchenschaben können vor allem ein allergisches Asthma auslösen. Wichtig ist auch, daß der Siphon des Wasserabflusses bei Waschbecken und Badewanne nie austrocknet. Damit würde nämlich der Wasserverschluß der Leitung geöffnet – und es käme nicht nur übler Geruch nach oben.

Oftmals sind Küchenschaben der Auslöser für einen Asthmaanfall

Zur Allergie-Detektivarbeit gehört, daß man wenigstens zeitweise Buch führt, um festzuhalten, welche Putzmittel wann gekauft und angewendet wurden, wo und wann gestrichen wurde (wobei Arbeiten außerhalb der Wohnung, bei denen Dämpfe in den Raum dringen können, einbezogen werden müssen), wann zuletzt eine Großreinigung stattfand, welche Mittel dabei eingesetzt wurden.

Man muß wach, hellwach sein und seine nächste Umgebung sehr genau beobachten. Denn die angeführten Fragen können nicht viel mehr als Beispiele sein. Wer von einer Allergie betroffen ist, die sich zu Hause besonders stark äußert, der spürt bald Allergene auf, die er nie für möglich gehalten hätte.

Beispielsweise: Man hat die Reinigung gewechselt. Der leichte Geruch, der von den gereinigten Kleidungsstücken ausgeht, wird kaum wahrgenommen, eigentlich nur, wenn man die Bluse überstreift oder den Mantel aus dem Schrank holt. Doch er ist das krankmachende Allergen.

Ein neues Wasch- oder Reinigungsmittel kann im Körper zu Irritationen führen

Oder: Der Sohn der Familie hat ein neues Hobby. Er bastelt im Keller mit Hölzern, Klebemitteln, Farben. In der Wohnung ist davon eigentlich nichts zu merken. Doch die Stoffe, mit denen er umgeht, kleben an seinen Händen, in seinen Kleidungsstücken – und können Mutters Asthma auslösen.

Oder: Die Mutter verwendet ein neues Duftbad. Es soll besonders gesund sein, und es riecht auch recht angenehm. Doch die kleine Tochter bekommt rote Flecken im Gesicht, sobald sie das Bad betritt.

Und so weiter. Die Liste könnte endlos fortgeführt werden.

Arzneimittelallergien sind relativ häufig – fast ein Viertel der Nebenwirkungen beruhen auf allergischen Reaktionen

Auf zwei Dinge will ich noch einmal ausdrücklich hinweisen, obwohl auch sie bereits erwähnt wurden:

- Ein allergisch bedingter Schnupfen bedeutet nicht immer, daß das Allergen in der Atemluft gesucht werden müßte. Auch Allergene in Nahrungsmitteln und Medikamenten, auf die Sie allergisch reagieren, beispielsweise die Acetylsalicylsäure (Aspirin), können Schnupfen und sogar Asthma auslösen. Das muß bei jedem Fahnden nach einem Allergen mit in Betracht gezogen werden, sonst geht man unter Umständen wochenlang in die Irre.
- Geben Sie sich niemals mit der Diagnose Heuschnupfen (oder Heufieber) zufrieden, und bilden Sie sich nicht ein, damit wäre Ihre gesundheitliche Störung endgültig geklärt. Behalten Sie statt dessen im Auge: Es ist durchaus möglich, daß Sie nicht nur auf Blütenpollen allergisch reagieren, sondern auch auf Hautschuppen oder Hausstaub, daß es zur Diagnose Heuschnupfen nur deshalb gekommen ist, weil der Schnupfen eben zur Blütezeit besonders heftig auftritt. Wenn das so ist, kann eine Desensibilisierung überhaupt nichts bringen. Sie können nur gesund werden, wenn es Ihnen gelingt, alle Allergene zu erkennen und das Immunsystem von seinem Fehlverhalten zu befreien. Jeder Heuschnupfen-Patient muß über die Pollen hinaus weiterfahnden und große Anstrengungen zur Stabilisierung und Neuformierung seines Immunsystems unternehmen.

Patienten mit ständigen Schnupfensymptomen sollten auch andere Allergene in ihre Untersuchungen miteinbeziehen wie etwa Hautschuppen oder Hausstaub

Der zweite Punkt, der ebenfalls Patienten mit Heuschnupfen betrifft: Aus einem ursprünglichen Heuschnupfen, der tatsächlich nur gegen Pollen gerichtet war, kann mit der Zeit, geht man nicht energisch dagegen an, eine Polyallergie werden. Aufgrund meiner Erfahrungen bin ich überzeugt, daß viele Heuschnupfen-Patienten, die alles mögliche unternehmen, um ihre Allergien zu bekämpfen, längst Polyallergiker geworden sind, ohne es zu wissen.

Deshalb mein Rat: Verlassen Sie sich nicht auf eine Diagnose, die vielleicht Jahre zurückliegt, sondern kontrollieren Sie Ihre Reaktionen auf die Umwelt mit großer Aufmerksamkeit weiter. Dabei können alle Veränderungen im Tagesablauf, Ortsveränderungen wie sie im Urlaub gegeben sind, wertvollste Hinweise liefern. Wenn Sie sich beispielsweise drei, vier Wochen lang am Meer im Süden aufhalten und dort keinerlei Beschwerden beobachten, dann sagen Sie sich nicht verallgemeinernd: Nun ja, dort war eben die Meeresluft gut, dort hatte ich Ruhe und war befreit von beruflichen Belastungen. Das alles mag ja stimmen – und es kommt sicherlich zur Steigerung des Wohlbefindens dazu. Als Allergiker wissen Sie aber, daß auch größte Ruhe und glücklichste Umstände Sie zu Hause von allergischen Beschwerden nicht unbedingt befreien. Es muß deshalb am Urlaubsort, an dem Sie sich so wohl fühlen, genau das fehlen, was Sie zu Hause krank macht.

Veränderungen im Tagesablauf, Orts- und Klimawechsel können eine Allergie verursachen, aber auch verschwinden lassen

Solche Einsichten aber sind der beste Ansatzpunkt, dem Allergen oder den Allergenen auf die Spur zu kommen: Versuchen Sie bereits im Urlaub herauszufinden, was anders sein könnte. Und wenn Sie nach Hause zurückkehren, dann achten Sie auf den allerersten Auslöser der allergischen Beschwerden. Die ersten Stunden und Tage nach dem Urlaub können überaus aufschlußreich sein.

Doch auch bei Allergien, die durch das Eindringen von Allergenen in das Atemsystem ausgelöst werden, gilt wieder wie bei den Nahrungsmittel-Allergien: Mit dem Aufspüren des Allergens ist ein ganz wichtiger Schritt getan – doch es kann nicht genügen. Ein Heuschnupfen-Patient, der Jahr für Jahr seinen Urlaub während der Blütezeit auf Helgoland verbringt, ist damit doch nicht gesund, sondern bestenfalls beschwerdefrei geworden. Er muß sich darüber im klaren sein, daß sein Immunsystem nach wie vor falsch reagiert. Mit diesem gravierenden »Fehler« innerhalb der organischen Abwehrbereitschaft darf er sich nicht arrangieren, sonst braucht er sich nicht zu wundern, wenn das irritierte Immunsystem eines Tages auch eigenes Gewebe angreift (Rheuma), Blutzellen vernichtet (Leukämie) oder Krebszellen duldet (Tumor).

Es reicht nicht aus, zeitweise beschwerdefrei zu sein – das irritierte Immunsystem muß »richtig« funktionieren, sonst folgen schlimmere Erkrankungen

Ich bin fest davon überzeugt, daß im Vorfeld der Auseinandersetzungen mit Allergenen ganz wichtige gesundheitliche Entscheidungen fallen. Mit Allergien mögen Türen für schwere chronische Leiden aufgestoßen werden, weshalb wir nicht aufmerksam genug darauf achten können, daß diese Türen umgehend wieder verschlossen und verriegelt werden.

7 Das Aufspüren von Kontakt-Allergien

Beim erstmaligen Kontakt mit einer fremdartigen Substanz kann es niemals zu einer allergischen Reaktion kommen. Erst bei einer zweiten Konfrontation, dann wenn der Körper gegen das Allergen bereits Antikörper gebildet hat. Das kann die Tagescreme sein, der Saure Regen, die Autoabgase und vieles mehr. Wie sich Allergiker gegen Kontaktallergien zur Wehr setzen und wie sie Allergene auffinden können, verrät Ihnen dieses Kapitel.

Teure, hochwertige Kosmetikprodukte können ebenso eine Allergie auslösen wie billige

Es dürfte heute kaum mehr eine Frau geben, die das nicht schon am eigenen Leib – besser gesagt an der eigenen Haut – erlebt hat. Auf Empfehlung der Kosmetikerin kaufte sie eine besonders vielversprechende Creme zur Straffung der Haut, zur Glättung der Fältchen oder auch zum Schutz malträtierter Altershaut, damit diese wieder besser Feuchtigkeit und somit Frische speichern kann. Doch dann war die Katastrophe auch schon perfekt: Überall dort, wo die Creme aufgetragen wurde, zeigten sich häßliche rote Flecke, als wäre die Haut verätzt worden. Möglicherweise bildeten sich sogar unzählige Pusteln und eitrige Pickel, so daß man in der aufgeschwollenen rauhen Masse Haut zwar keine Falten mehr entdecken konnte, sich dafür aber auch nicht mehr aus dem Haus traute.

Oft kann es Wochen oder gar Monate dauern, bis solch ein Malheur wieder behoben ist. Am liebsten möchte man der Kosmetikerin den teuren Cremetopf an den Kopf werfen, die Herstellerfirma verklagen. Doch beide können für die entsetzliche Erkrankung der Haut nichts. Viele tausend Frauen benützen die Creme ohne den geringsten Zwischenfall, vielleicht sogar mit dem erwünschten Erfolg, daß die Haut weicher, voller, elastischer wird. So ist es auch keine Ausrede, wenn beide versichern: »Die Creme ist absolut hautverträglich. Sie dürfen sie allerdings nicht verwenden, wenn Sie allergisch reagieren.«

Lassen Sie sich eine Probe der Creme geben und testen Sie sie, bevor Sie sie kaufen

Das ist so. Auch hier, wo die Allergie so deutlich sichtbar wird, muß man es noch einmal ausdrücklich betonen: Nicht die Creme greift die Haut an. Sie ist weder zu scharf, noch giftig, noch ätzend. Sie verursacht die Entzündungen der Haut nicht, sondern alle Hautschädigungen resultieren aus der Antwort des Immunsystems auf eine bestimmte Substanz in der Creme, die es für gefährlich hält. So ist es zumindest bei Allergien.

In einem solchen Fall muß man sich unbedingt an das erinnern, was für jede Allergie gilt: Beim erstmaligen Kontakt kommt es niemals zu einer allergischen Reaktion. Diese kann frühestens bei der zweiten Anwendung eintreten, dann nämlich, wenn der Körper gegen das Allergen bereits Antikörper gebildet hat. Wenn Sie sich also ein neues Präparat zugelegt haben und keine unerwünschte Reaktion beobachten, ist damit noch lange nicht gesagt, daß Sie diese Creme vertragen. Die allergische Reaktion kann schon nach dem zweiten Auftragen der Creme auftreten,

Es ist möglich, daß die Beschwerden erst nach Wochen auftreten

möglicherweise aber auch erst nach Wochen der Benützung.

Ist sie aber einmal aufgetreten, dann zeigt sie sich in der Regel nach jeder Anwendung geradezu unheimlich rasch. Kaum hat die Creme die Haut berührt, schon wird sie rot, beginnt sie zu jucken oder bilden sich auf ihr die Pusteln ähnlich denen einer Nesselsucht. Dabei sind die Hautreaktionen umso heftiger, je feuchter die Haut ist. Man kann Ekzeme, Entzündungen, Ausschläge also bereits damit abmildern, daß man für eine trockenere Haut sorgt – etwa mit Puder oder mit der Vermeidung allzu fetter Cremes. Das Beispiel der Kosmetik-Allergie zeigt, daß sich Kontakt-Allergien in aller Regel leichter entlarven lassen als alle anderen: Die Reaktionen zeigen sich fast immer dort, wo die Berührung stattfand. Und in den meisten Fällen erfolgt die Reaktion auch unmittelbar nach dem Kontakt.

Auch für den Laien erkennbare Symptome: Rötung, Juckreiz und Bläschenbildung am Ort der Einwirkung

Lassen Sie sich nicht irreführen, sollten Sie als Allergen ein altvertrautes Heilkraut, ein natürliches ätherisches Öl in der Creme herausfinden. Der Hintergrund der Allergie ist auch in diesem Fall eine Chemikalienüberexposition, wie der Fachmann das ausdrückt: Unsere Haut sieht sich mit einer solchen Überfülle von fremden, neuartigen Substanzen konfrontiert, daß sie ihre gute alte Welt nicht wiedererkennt und handelt wie ein treuer Hund, der seinen eigenen Herrn verbellt, wenn er in einem neuen Anzug daherkommt.

Der Hintergrund der Allergie ist auf alle Fälle eine Chemikalienüberexposition

Das Abwehrsystem der Haut

Überlegen wir einmal, was tagtäglich an unsere Haut herankommt: Saurer Regen, Autoabgase, Industrieverschmutzung, Spuren von Plastikwaren, die wir in die Hand nehmen, Farbstoffe – aber auch deren Gase und so weiter.

Die Liste wäre endlos. Wobei wir die veränderte, gefährlicher gewordene Sonneneinstrahlung nicht vergessen dürfen: Der Körper, der in seinem Innern einen verzweifelten Erkennungs- und Abwehrkampf zu führen hat, ist zusätzlich unentwegt von außen überfordert. Nun wissen wir neuerdings auch, daß die Haut in ihrer Erkennungs- und Abwehrtätigkeit stark abhängig ist von ihrer Temperatur. Das ist nicht nur für Infektionen, sondern auch für Allergien ganz wichtig: Eine unterkühlte, fröstelnde Haut besitzt ein lahmgelegtes Abwehrsystem.

Die Haut besitzt ein lokales Abwehrsystem

Jeder von uns hat sich schon gefragt, warum man sich bei leichtem Frieren so leicht erkälten kann. Die Antwort darauf: Eine kalte Haut ist eine schlecht durchblutete Haut. Wo kein Blut fließt, finden sich auch keine Abwehrkräfte. Das ist aber nicht alles. Denn: Warum erkältet man sich weit seltener, wenn es draußen klirrend kalt ist, so daß man nicht nur fröstelt, sondern vor Kälte steife Glieder bekommt? Die Antwort, die neuerdings darauf gegeben wird, klingt recht überzeugend: Mit den Temperaturen verändern sich die Zellhüllen. Bei normaler Körpertemperatur benehmen sich die Eiweißschichten in ihnen vergleichbar Flüssigkeitskristallen, in der Kälte ähnlich wie Kristalle, in der Hitze vergleichbar Gelformen.

Ist die Haut gut beschaffen, werden bereits durch die Immunkräfte in ihr Erreger abgewehrt

Für die körpereigenen Abwehrkräfte, speziell für die »genialen« Lymphozyten, bedeutet das: Je nach Beschaffenheit der Zelloberflächen können sie »ankern«, oder finden sie keinen »Anschluß«, müssen also untätig zusehen, wie eine Zelle angegriffen wird. Bei jenem, der leicht fröstelt, weil er nicht abgehärtet ist, hat die Haut stets – und nicht nur vorübergehend wie in der klirrenden Kälte – zu niedrige Temperaturen. Damit ist das Immunsystem in der Haut gewissermaßen »abgeschaltet«. Die große Kälte dagegen zwingt den Körper alsbald zur verstärkten »Heizung«, womit die vorübergehende Unterkühlung rasch behoben wird.

Für den Allergiker, der viel mit Hautreaktionen zu tun hat, bedeutet das: Er muß zuallererst dafür sorgen, daß seine Haut warm, also gut durchblutet ist. Er muß sich verstärkt abhärten, damit der Körper nicht zu empfindsam auf Temperaturschwankungen reagiert. Denn nur in der warmen Haut ist das Immunsystem in der Lage, perfekt zu wirken, Angreifer zu erkennen – und harmlose Substanzen ungeschoren zu lassen.

Für den Allergiker ist es wichtig, für eine gute Hautdurchblutung zu sorgen, damit das Abwehrsystem richtig arbeiten kann

Wenn Sie sich daran machen, einzelne Allergene zu erkennen – falls sich diese nicht von selbst zu erkennen geben – sollten Sie zunächst die häufigsten »Übeltäter« kennen: Wolle, Seide, Felle und Pelze, Leder, Creme-Bestandteile, Seifen-Bestandteile, Haarfärbemittel, Haarfestiger, Lippenstifte, Parfumes.

Tips zum Auffinden des Allergens

Dazu ein paar Tips, die das Auffinden des tatsächlichen Allergens erleichtern können:

- Wenn ein Organismus auf ein Gewebe allergisch reagiert, muß das Allergen nicht die Seide, die Wolle oder die synthetische Faser sein – es könnte auch die Farbe sein. Vor allem schwarze und braune Farben sind in Stoffen und in Lederwaren sehr häufig das gesuchte Allergen. Wer zu Kontakt-Allergien

Neue Kleidung waschen, bevor man sie trägt – das schützt vor schädlichen chemischen Zusätzen auf der Haut

neigt, der sollte deshalb jedes neue Kleidungsstück waschen, ehe er es trägt. Denn nach einmaligem Waschen wirken sich die Farben meistens nicht mehr als Allergie-Auslöser aus.

Es wäre also falsch, bekommt man nach dem Tragen einer Seidenbluse einen Hautausschlag am Halsausschnitt, würde man nun auf jede Seide verzichten. Testen Sie erst farblose Seide, oder Seide in einer anderen Farbe. Ähnliches gilt selbstverständlich für Wolle und synthetische Gewebe.

- Bei Leder spielt ebenfalls oft die Farbe oder auch der Gerbstoff die Rolle des Allergie-Auslösers. Wenn Sie beispielsweise Hautbeschwerden an den Füßen bekommen, dann sollten Sie auch an eine derartige Allergie denken. Vielleicht wurden einmal Ihre Schuhe durchnäßt und die Farbe oder der Gerbstoff kamen so an die Haut.

Gleiches gilt wieder für Handschuhe, Uhrbänder, Gürtel, Geldtaschen. Männer, die ihre lederne Geldbörse in der Hosentasche tragen, können dort, wo sie den Oberschenkel berührt, einen allergischen Ausschlag bekommen, wenn etwa beim Schwitzen die Farbe oder der Gerbstoff des Leders aufgelöst wird.

Allergien am Kopf – daran kann das Hutband oder das Haarwaschmittel schuld sein

- Wenn Sie allergische Reaktionen auf der Stirn oder rund um die Augen beobachten, dann stammen diese möglicherweise von einem Hutband oder dessen Imprägnierung. Allerdings müßte man dann den Abdruck des Bandes sehen. Noch häufiger müssen Sie an ein Haarwaschmittel, ein Haarfärbemittel, einen Haarfestiger denken. Die Kopfhaut selbst ist für allergische Reaktionen relativ unempfindlich – um so empfindlicher zeigt sich daher die Umgebung, vor allem die Stirn.

- Ekzeme oder Entzündungen rund um die Nase sind häufig allergische Hautreaktionen auf Stoffe, die mit den Händen an die Gesichtshaut gebracht werden.
- Besonders leicht zu Allergien kommt es in den Achselhöhlen durch Deodorantien.

Es gibt heute sogenannte antiallergische Körperpflegemittel, die ganz bewußt auf jene Substanzen verzichten, die häufig als Allergene hervortreten, und die Substanzen enthalten, die mildernd auf allergische Reaktionen einwirken. Zu solchen Mitteln gehören auch Zahnpasten, Desinfektionsmittel, Deodorants und Fußpuder.

Antiallergische Körperpflegemittel gibt es in Apotheken und gut sortierten Drogeriemärkten zu kaufen

Wir in Obertal empfehlen Patienten mit Kontakt-Allergien immer wieder die biologische Kosmetik »Thymoderm«, ein Fluid und eine Creme mit Thymus-Extrakt. Dieser Thymus-Extrakt aktiviert die natürlichen Abwehrkräfte der Haut, schützt die Hautzellen vor schädlichen Einflüssen und fördert die natürliche Zellerneuerung.

Noch einmal soll darauf hingewiesen werden: Allergien, wie immer sie sich äußern mögen, müssen dann besonders energisch angegangen werden, wenn sie um das 40. Lebensjahr plötzlich auftreten. Dann ist nämlich das Immunsystem erschöpft und so stark irritiert, daß es einer Nachschulung und Auffrischung bedarf. Man ist in die Thymopause geraten und damit gefährdet, unversehens in eines der schlimmen chronischen Leiden zu gleiten.

Tritt eine Allergie um das 40. Lebensjahr auf, ist das ein Hinweis darauf, daß das Immunsystem erschöpft ist

Allergien können den Anfang chronischer Krankheiten des Organismus darstellen. Sie müssen deshalb als sehr dringliches Alarmsignal verstanden werden, das kein Zaudern, keinen Aufschub, keine Beschwichtigung erlaubt.

Nehmen Sie es selbst in die Hand, Ihre Gesundheit so lange wie möglich zu erhalten

Das Immunsystem braucht sofortige Entlastung, Beruhigung – und die Neuorientierung, damit sehr viel Schlimmeres verhütet werden kann.
Sie müssen also Ihren körpereigenen Abwehrkräften aus der Verirrung helfen.
Dieses Buch soll Ihnen dabei zur Anregung und Unterstützung dienen: Anregung, intensiv auf die Signale Ihres Körpers zu achten und sie zu deuten; Unterstützung, krankhaften Signalen zu begegnen. Denn, wie gesagt: Gesundheit ist das höchste Gut.

Anhang

Erklärung medizinischer Begriffe

Allergen: So bezeichnet man alle harmlosen Stoffe, gegen die das körpereigene Immunsystem spezielle Abwehrkräfte, die sogenannten Antikörper, herstellt, weil es sie für bedrohlich oder gar lebensgefährlich hält. Tatsächlich sind es bei Allergien weder Krankheitserreger, noch Gifte, noch Schadstoffe, die der Körper ablehnt. Praktisch kann jede Substanz zum Allergen werden und damit eine Allergie auslösen.

Allergene sind durchaus natürliche Stoffe, die alltäglich auftreten und einem gesunden Immunsystem keinerlei Probleme machen

Anaphylaktischer Schock: So bezeichnet man eine besonders gefährliche Folge einer Allergie, die überwiegend bei einer allergischen Sofortreaktion auftritt. Gefährdet sind vor allem Menschen, die auch zu weniger heftigen Allergien neigen. Der Schock kann schon während der Injektion oder unmittelbar danach auftreten – jedoch niemals beim ersten, sondern beim zweiten oder wiederholten Kontakt mit dem Allergen. Die Symptome sind Atemnot, Kreislaufschwäche, Krämpfe, schlimmstenfalls der Tod. In jedem Fall ist sofortige ärztliche Hilfe nötig.

Antigen: Im Gegensatz zu den Allergenen sind die Antigene nicht harmlos, sondern als Krankheitserreger, als Giftstoffe, als artfremdes Eiweiß für den Körper bedrohlich. Deshalb stellt das gesund funktionierende Immunsystem gegen jedes Antigen spezielle Abwehrstoffe, die sogenannten Antikörper her, um damit den Körper vor Krankheit, vor Vergiftung und vor Entartung zu bewahren.

Antihistaminika: Das sind Medikamente, die als Hemmstoffe gegen das bei Allergien freigesetzte Histamin eingesetzt werden. Sie blockieren die Histaminauswirkungen, beeinflussen aber deren Freisetzung und Abbau im Körper nicht. Bei allergischen Reaktionen gegen Erdbeeren beispielsweise verhindern sie die Nesselsucht.

Für die Entstehung von Allergenen sind die sogenannten »Antikörper« verantwortlich, die eine körpereigene Abwehrreaktion hervorrufen

Antikörper: So nennt man die speziellen Schutzstoffe, die das Immunsystem ganz gezielt gegen Krankheitserreger, Giftstoffe und artfremdes Eiweiß von Tieren und Pflanzen herstellt. Jeder Antikörper »paßt« nur zu einem ganz bestimmten Antigen und kann nur dieses, aber kein anderes angehen. Der Antikörper gegen das Masern-Virus macht nur dieses unschädlich. Gegen das Röteln-Virus oder Grippe-Virus ist es machtlos.

Da sich nach einer Infektion die entsprechenden Antikörper nicht selten lebenslang im Blut befinden, kann man über sie die Krankheitserreger identifizieren, mit denen der Organismus schon einmal in Berührung kam. Beim Auffinden der entsprechenden Antikörper im Blut eines Menschen kann man beispielsweise erfahren, ob jemand mit dem AIDS-Virus infiziert ist.

Cortison: Richtiger müßte man von den Corticosteroiden sprechen, denn es handelt sich um Hormone der Nebennierenrinde. Unter anderem wirken sie entzündungshemmend und schmerzlindernd. Es handelt sich um biologische, natürliche, körpereigene Substanzen, die, vernünftig eingesetzt, heute in der Allergie- und Rheumatherapie unverzichtbar sind. In vielen Fällen kommt man ohne sie nicht mehr aus. Problematisch werden die Cortisone bei der Langzeitanwendung in hohen Dosen – vor allem bei Kindern. Das Wachstum kann negativ beeinflußt werden.

Desensibilisierung: So bezeichnet man den Versuch, ein überempfindlich reagierendes Immunsystem weniger empfindlich zu machen: Der Organismus, der auf eine Substanz allergisch reagiert, wird zuerst mit winzigen Dosen dieser Substanz konfrontiert. Mit jeder weiteren Injektion wird die Dosis erhöht, bis der Körper sich dem Allergen nicht länger widersetzt. Solche Desensibilisierungen müssen mehrere Jahre hintereinander wiederholt werden. Sie sind zwar nicht in allen Fällen erfolgreich, können aber ein völliges Verschwinden der Symptome erreichen. Neben dieser Methode gibt es die unspezifische Desensibilisierung mit einem homöopathischen Kombinationspräparat, die sich gegen Allergene aller Art richtet.

Das Wort »Allergie« stammt aus dem Griechischen und bedeutet »andersartige Reaktion«

Enzyme: Früher sprach man von den Fermenten. Es sind Biokatalysatoren, die an nahezu allen chemischen Prozessen im Organismus beteiligt sind, sie überhaupt ermöglichen oder zumindest beschleunigen. Wie viele Enzyme es überhaupt gibt, weiß man immer noch nicht genau. Doch soviel ist sicher: Jedes Enzym ist für einen eigenen, streng begrenzten Wirkungsbereich zuständig. Eines ermöglicht die Aufspaltung der Kohlenhydrate, ein anderes die der Fette. Selbst bei der Aufnahme des Sauerstoffs aus der Luft, bei der Blutgerinnung und den Heilungsvorgängen sind Enzyme beteiligt. Da sich alle Enzyme aus einem Eiweißstoff und einem Vitamin oder einem Spurenelement zusammensetzen, ist die Versorgung des Körpers mit diesen Vitalstoffen für die Enzymbildung im Körper so wichtig.

Enzyme zu sich zu nehmen, ist die effektivste Art, um Abwehrkräfte zu mobilisieren

Histamine: Es sind Gewebshormone, die bei allergischen Antigen-Antikörper-Reaktionen von den Zellen ins Blut gegeben werden, um dann, unter anderem, die sichtbaren und spürbaren Folgen der Allergie zu bewirken. Dazu gehören Rötungen der Haut, Nesselsucht und Juckreiz ebenso wie nervliche Störungen und sogar Herzmuskelkrämpfe. Mit den sogenannten Antihistaminika versucht man, solche Auswirkungen zu blockieren, doch können diese Arzneimittel problematische Nebenwirkungen haben wie verzögerte Reaktionsfähigkeit, Ermüdung, Krämpfe, Halluzinationen. Bei modernen Präparaten sind diese allerdings weniger ausgeprägt.

Hormone sind körpereigene Botenstoffe, die ins Blut übergehen und von dort aus ihre Wirkung an bestimmten Organen entfalten

Hormone: Diese körpereigenen Steuerungs- und Funktionsstoffe werden größtenteils in Drüsen gebildet und bei Bedarf ins Blut abgegeben. Dazu gehören die Hormone der Schilddrüse, der Bauchspeicheldrüse, der Thymusdrüse, der Nebenniere, die Sexualhormone und viele andere. Manche Hormone, die sogenannten Gewebshormone, entstehen in Zellen. Dazu gehört das Histamin. Alle Hormone wirken niemals isoliert, sondern stets mit anderen Hormonen zusammen. Sie beeinflussen sich gegenseitig und halten sich im gesunden Körper im Gleichgewicht. Wenn ein Hormon versiegt oder unkontrolliert überhandnimmt, sind alle anderen Hormone mitbetroffen. Gesundheit und Wohlbefinden werden erheblich gestört.

Immunität: Ein Organismus, der mit einem Antigen (Krankheitserreger, Gift, artfremdes Eiweiß) in Berührung kam, besitzt dagegen Antikörper und ist somit in der Lage, einen zweiten Angriff gewissermaßen im Keim zu ersticken. Weil bei solchen Auseinandersetzungen meistens keinerlei Krankheitssymptome bemerkt werden, spricht man von der Immunität (= Nichtanfälligkeit). Bei manchen Krankheiten (Kinderkrankheiten) ist diese Immunität lebenslang gegeben, bei anderen, etwa der Grippe, dauert sie nur einige Monate.

Immunsystem: Darunter versteht man die sehr komplizierte und vielgestaltige Einrichtung des Körpers, mit deren Hilfe es ihm überhaupt möglich ist, sich in der Umwelt zu behaupten und sich selbst vor Entartungen zu schützen. Zu diesem Abwehr- und Ordnungssystem gehört nicht nur das Knochenmark als »Geburtsstätte« der Blutkörperchen, sondern auch das ganze Lymphsystem mit den Lymphknoten als »Bollwerke«, mit den Mandeln, der Milz, mit den Entgiftungs- und Ausscheidungsorganen Leber und Nieren. Ein spezielles Immunorgan ist die Haut. Das »Gehirn« des Immunsystems ist die Thymusdrüse, in der »Spezialagenten« der Abwehrkräfte so etwas wie Intelligenz, nämlich Erkennungs- und Unterscheidungsfähigkeiten, beigebracht bekommen.

Seine Gesundheit verdankt der Mensch vor allem dem Immunsystem – es schützt ihn vor Bakterien, Viren, Pilzen, Parasiten und auch vor Schädigungen von innen

Lymphozyten: So heißt eine spezielle Form weißer Blutkörperchen, die größtenteils in den Lymphknoten stationiert sind. Als T-Lymphozyten bezeichnet man die »Führungselite« der Abwehrkräfte, die in der Thymusdrüse »geschult« wurde.

Peptide: So nennt man ganz bestimmte, besonders wertvolle »Bausteine« der Eiweißkörper. Zu den Peptiden gehört das Insulin und gehören Wirkstoffe der Thymusdrüse.

Polyallergie: Mit diesem Begriff bezeichnet man alle Allergien, die nicht auf ein Allergen beschränkt bleiben, sondern bei denen sich mehrere Allergene aufspüren lassen. Wahrscheinlich wird jeder Allergiker, der mit seiner Allergie allzu sorglos umgeht und sie nicht wirksam behandelt, mit der Zeit zum Polyallergiker.

Thymopause: Wenn – oft schon um das 40. Lebensjahr – das Immunsystem erschöpft ist, die Thymusdrüse aber so stark verkümmert, daß sie Fehler im Abwehr- und Ordnungsgeschehen nicht mehr korrigieren kann, sprechen wir von der Thymopause, vergleichbar der Menopause mit dem Versiegen der Sexualhormone. Durch unsere Thymosand-Therapie ist es möglich geworden, diese Thymopause zu verhindern – oder später zumindest abzumildern.

Die wichtigsten Allergene in den Luftwegen

Pollen haben eine durchschnittliche Größe von nur einigen hundertstel Millimetern und können unter dem Mikroskop meist einer Pflanzenfamilie oder Gattung zugeordnet werden

Blütenpollen: Der Blütenstaub von Gräsern und Getreide, seltener von Blumen und bestimmten Bäumen – und nicht das Heu – löst den Heuschnupfen aus. Schlimmste Zeit: Mai, Juni. Ausweichmöglichkeiten: Urlaub in der Krisenzeit auf Helgoland, im Hochgebirge oder im Süden, wo die Blütezeit schon vorbei ist. Vorbeugung: unspezifische Desensibilisierung mit dem Präparat Desarell (rezeptfrei, Apotheke). Heilmaßnahmen: Heilfasten und Immun-Therapie mit Thymus-Peptiden.

Chemische Substanzen: Die Gase von Wasch- und Reinigungsmitteln sind oft die Ursache für Schnupfen, Husten, Bronchitis. Befinden sich etwa Waschmittelreste in schlechtgespülter Bettwäsche, können sie zu heftigen »Erkältungen«, aber auch zu Kopfschmerzen führen. Ausweichmöglichkeit: Verzicht auf Chemikalien im Haushalt, wo immer das möglich ist: Bettwäsche und Kleidung muß nach dem Waschen besonders gründlich gespült und möglichst an der Luft getrocknet werden. Immer mehr Menschen werden immer empfindlicher gegen chemische Substanzen;

man spricht von einer »multiplen chemischen Sensibilität«. In diesen Fällen müssen die Betroffenen sich an den Arzt wenden.

Hausstaub: Er setzt sich zusammen aus winzigen Spuren vor allem von Milben sowie von Stoffen, Holz, Metall, Haaren, Schuppen, Erde. Jede dieser Substanzen kann eine Allergie auslösen. Sie äußert sich meistens als Dauerschnupfen. Ausweichmöglichkeit: Reinlichkeit, für feuchte Luft sorgen, eventuell Wohnungswechsel. Vorbeugung: Kein zusätzlicher Staub durch Rauchen. Ölheizung: Häufiger Aufenthalt in frischer Luft, Urlaub am Meer. Heilmaßnahmen: Neuorientierung der Abwehrkräfte, Heilfasten, Thymustherapie.

Schimmelpilzsporen: Schimmelpilze gedeihen praktisch überall und bei jeder Jahreszeit. Oft sind sie da, ohne daß man sie wahrnimmt. Die Sporen und Pollen lösen Dauerschnupfen aus, im schlimmsten Fall »Farmerlunge«, »Pilzarbeiterkrankheit«, verbunden mit Fieber, Frösteln, Muskelschmerzen, Kurzatmigkeit, Asthma, Husten, Schmerzen im Kreuz und in den Knien. Ausweichmöglichkeit: Keine. Vorbeugung: Alles, was schimmelig sein könnte, muß beseitigt werden. Heilmaßnahmen: Stärkung und Neuorientierung der Abwehrkräfte. Vorsicht: Klimaanlagen sammeln und konzentrieren Pilzsporen!

»Aspergillus« ist die wissenschaftliche Bezeichnung für Schimmelpilze, deren Sporen sich in der Luft, im Erdreich, auf verdorbenen Lebensmitteln, aber auch im Staub befinden

Tierhaare, Hautschuppen: Durch Hunde- und Katzenhaare, aber auch durch Insekten, Küchenschaben, Bettfedern kann es zum allergischen Schnupfen, Husten und zu schwerem Asthma kommen. Ausweichmöglichkeiten: Das Haustier muß gegebenenfalls weggegeben, Daunen durch Wolldecken oder Kunststoffe ersetzt werden. Wichtig ist, daß das eigentliche Allergen gefunden wird. Es kann sein, daß man die Haare eines Schäferhundes nicht verträgt, aber doch die eines Dackels. Vorbeugung: Viel frische Luft, Abhärtung, kein zu enger Kontakt mit Tieren. Heilmaßnahmen: Nachschulung der Abwehrkräfte, Klärung, ob das Tier vielleicht innerlich abgelehnt wird.

Häufige Nahrungsmittel-Allergien

Verantwortlich für die allergischen Beschwerden können sowohl die Nahrungsmittel selbst als auch Zusätze, Konservierungs- oder Farbstoffe sein

Zu den Nahrungsmitteln, die eine Allergie auslösen können, gehören beispielsweise Erdbeeren (Nesselsucht); Eier, Milch, Butter, Fisch, Schweinefleisch, Rindfleisch (Hautausschläge, Ekzeme, Magen-Darmstörungen, Gallen-, Leberleiden); Zwiebeln, Tomaten, Karotten, Weintrauben (Hautausschläge, Kopfschmerzen, Verdauungsstörungen).

Viele Menschen können auch folgende Lebens- und Genußmittel nicht vertragen: Mehl aus Weizen, Roggen, Mais (Bronchitis, Hautausschläge, Nervosität, Asthma); Kaffee, Tee, Kakao, Vanille (Asthma, Hautausschläge); Senfmehl, Gewürznelken, Zimt, Muskatnuß, Erdnüsse (Kopfschmerzen, Asthma, Husten).

Manchmal kommt es schon zu allergischen Reaktionen, wenn Lebensmittel nur angefaßt oder ihr Geruch wahrgenommen wird: Eier, Orangen, Schokolade, Fisch, Fleisch (Asthma, Bronchitis, Übelkeit, Verdauungsstörungen, Hautausschläge); Mandeln, Erdnüsse, Tomaten, Sellerie, Knoblauch (Hautausschläge, Kopfschmerzen); Birnen, Erdbeeren (Nesselsucht); Spargel (»Spargelkrätze«).

Was man von Hautschäden ablesen kann

Es gibt eine Reihe von möglichen Ursachen für Hautschäden

Gesicht: Alle kosmetischen Präparate, die im Gesicht aufgetragen werden, auch Parfum und dergleichen – aber auch Haarfarben, Haarspray; Stoffe, die von den Händen ins Gesicht gelangen (vor allem rund um die Nase); Substanzen aus der verschmutzten Luft.
Stirn: Stoffe, mit denen Hüte, Hutbänder, Stirnbänder präpariert und imprägniert werden.
Nasenregion: Mentholtaschentücher, Nasensalben.
Lippen: Zahnpasten, Lippenstifte, Zigarettenfilter, Zitrusfrüchte, Farben, Konservierungsstoffe in Nahrungsmitteln.
Ohren: Brillengestell, Hörgeräte, Kopfhörer.
Ohrläppchen: Modeschmuck, speziell Nickel.
Hals und Nacken: Kosmetika, häufiger noch Stoff-Allergie auf Farben in Kleidungsstoffen (vor allem braune und schwarze Farben).
Hände: Wasch- und Reinigungsmittel, Farbstoff vom Lenkrad im Auto, Gummihandschuhe, Gemüse.
Bauch: Ledergürtel (Gerbmittel, Farbe), Geldbörse, die in der Hosentasche getragen wird, Knöpfe, Hosennieten.
Füße: Schuhleder, Mittel gegen Fußpilz.

Allgemeine Ratschläge für Heuschnupfen-Patienten

Vorsichtsmaßnahmen erleichtern die Heuschnupfenzeit

Wer zu Heuschnupfen neigt, der sollte folgende Vorsichtsmaßnahmen einhalten, um der Krankheit vorzubeugen und ihre Symptome zu mildern:

Ein Ferienaufenthalt am Meer oder im Gebirge, wo die Sie allergisch machenden Produkte nicht vorkommen, hilft Ihnen über die schlimmste Zeit hinweg

- Lassen Sie zunächst sehr genau abklären, ob es sich überhaupt um einen Heuschnupfen handelt, oder ob etwa eine Hausstaub-Allergie im Frühjahr nur durch die Pollen verstärkt wird.
- Versuchen Sie, das Rauchen ganz einzustellen, und dulden Sie auch nicht, daß in Ihrer Nähe in geschlossenen Räumen geraucht wird. Augen und die Schleimhaut der Nase würden zusätzlich gereizt, das Leiden verschlimmert.
- Halten Sie sich, soweit möglich, von Haustieren fern, falls Sie gegen diese ebenfalls empfindlich sind. Auch Tierhaare könnten den Schnupfen schlimmer werden lassen. Gegebenenfalls müssen Sie sich von Ihrem »Liebling« trennen.
- Meiden Sie aus demselben Grund chemische Dämpfe, vor allem Gase von Wasch- und Reinigungsmitteln.
- Schränken Sie Kaffee, Tee und Cola, sobald der Schnupfen eingesetzt hat, stark ein. Der erhöhte Blutdruck könnte zu Blutstauungen in der angeschwollenen Nasenschleimhaut führen.
- Eine Klima-Anlage wirkt sich nur dann positiv aus, wenn die Filter sehr regelmäßig und gründlich gereinigt werden. Eine schlampig arbeitende Anlage kann den Heuschnupfen verschlimmern, weil sie die Pollen sammelt und dann konzentriert weitergibt.
- Sehen Sie zu, daß Sie sich zu Beginn des Frühjahrs möglichst nicht erkälten. Sauna kann eine gute Vorbeugungsmaßnahme sein. Sollten Sie sich doch erkältet haben, dann gönnen Sie Ihrem Körper viel Ruhe und Zeit, sich gründlich auszukurieren, damit die Erkältung wirklich vollständig ausgeheilt wird.

- Mußten Sie sich einer Antibiotika-Behandlung unterziehen, dann sorgen Sie mit blutreinigenden Naturheilmitteln anschließend dafür, daß auch die letzten Spuren des chemischen Heilmittels wieder aus Ihrem Körper entfernt werden, damit Rückstände keine Belastungen darstellen können.

Allergie-Such-Diät

Anleitung für eine Allergie-Such-Diät – sprechen Sie jedoch zuvor mit Ihrem Arzt

Diese Such-Diät wurde für Allergiker zusammengestellt, die sonst an keiner Stoffwechselstörung und auch an keiner schweren Nieren-Leber-Erkrankung leiden; dennoch sollten auch Sie vorher mit Ihrem Arzt darüber sprechen und die Empfehlungen ab der Seite 153 befolgen. Wer immer sich in ärztlicher Behandlung befindet, der sollte vor Beginn der Such-Diät mit seinem Arzt den Plan durchgehen, damit er eventuell variiert werden kann. Das gilt insbesondere für Diabetiker und Patienten, die eine spezielle Diät einhalten müssen.

Der Plan für die Allergie-Such-Diät

Tage	Das müssen Sie tun	Das dürfen Sie essen
	Beginn mit zwei Fastentagen	
1. und 2.	Nur Kartoffeln essen, in Wasser gekocht mit etwas reinem Kochsalz, ohne weitere Zusätze.	Ersatzweise Reis.
	Aufbau in Zwei-Tage-Schritten	
3. und 4.	Zusätzliche drei gut verträgliche, gekochte Gemüse und ein gut verträgliches Speiseöl verzehren.	Zucchini, Karotten, Spargel, Broccoli, Topinambur, Gurke; Sonnenblumenöl, Traubenkernöl
5. und 6.	Zusätzlich eine Sorte Fleisch, gekocht in Wasser mit etwas Salz essen.	Lamm, Huhn.
7. und 8.	Ein oder zwei gut verträgliche Gewürze zugeben.	Pfeffer, Paprika, Zucker, Honig.
9. und 10.	Ein oder zwei gut verträgliche Obstsorten gekocht austesten.	Ananas, Aprikosen, Birne, Pfirsich, Mango, Papaya, Preiselbeeren, Honigmelone, süße, unbehandelte Äpfel.

Tage	Das müssen Sie tun	Das dürfen Sie essen
11. und 12.	Die verwendeten Obstsorten roh austesten.	Siehe 9. und 10. Tag.
13. und 14.	Die verwendeten Gemüsesorten roh austesten.	Siehe 3. und 4. Tag.
15. und 16.	Ein Getreide gekocht austesten (Brot ohne weitere Getreidesorten und Zusätze).	Dinkel.
17. und 18.	Das verwendete Getreide roh austesten (in Form von Flocken).	Siehe 15. und 16. Tag.
19. und 20.	Nach Kenntnis der Labordaten Butter und gekochte Kuhmilch austesten.	Butter, Kuhmilch.
21. und 22.	Sauermilchprodukte und Käse austesten.	Joghurt, Dickmilch, Quark, Buttermilch ohne Früchte, Käsesorten ohne Kräuter (möglichst naturbelassene Produkte).
23. und 24.	Frische Kuhmilch, nicht erhitzt, austesten.	Kuhmilch.

Wenn Sie sich zu dieser Such-Diät entschließen können, dann machen Sie sich klar: Es geht darum, ein ungestörtes Wohlbefinden zurückzugewinnen, die Gesundheit so zu festigen, daß Sie fortan weithin von kleineren Beschwerden und größeren Leiden möglichst verschont bleiben. Versuchen Sie, diese Diät nicht allein durchzuführen, sondern Ihre Familie dafür zu gewinnen. Gemeinsam ist man stärker – und gewitzter.

Sie werden mit der Zeit lernen, welche Speisen Ihnen guttun und auf welche Sie verzichten sollten

Sie müssen sich nicht unbedingt an alle Empfehlungen und an die genannten Grundnahrungsmittel halten. Möglicherweise finden Sie für sich ganz persönlich einen viel schnelleren und direkteren Weg. Wichtig ist immer nur: Lernen Sie darauf zu achten, welche Speisen Ihnen guttun und welche Ihnen aus irgendeinem Grund nicht bekommen. Achten Sie auf die Antworten Ihres gesamten Körpers, nicht nur auf mögliche Hautausschläge oder Atembeschwerden. Auf jeden Bissen und jeden Schluck bekommen Sie eine Antwort. Sie wahrzunehmen, müssen wir wieder lernen. Wenn Sie das ernstnehmen, bekommen Sie bald nur noch die richtigen Antworten, nämlich das Gefühl des Wohlergehens.

Literatur

Bach J. F.: »Thymulin.« In: »Clinics in Immunology and Allergy«, Bd. 3, Saunders, Philadelphia, 1983.

Berg, P. A.: »Lymphozyten-Transformations-Test für die Diagnose der medikamentösen Allergie.« In: »Deutsches Ärzte-Blatt«, 85, 1988.

Berg, P. A./Brattig, N.: »Nachweis von Arzneimittelallergien mit Hilfe des Lymphozyten-Transformationstests.« In: »Klinikarzt«, 12, 1983.

Burnet, F. M.: »Körpereigene und körperfremde Substanzen bei Immunprozessen.« Georg-Thieme-Verlag, Stuttgart–New York, 1973.

Geesing, H.: »Rheuma – vorbeugen, lindern, heilen.« Humboldt-Taschenbuchverlag Jacobi KG, München, 1979.

–: »Neue Lebenskraft.« Wilhelm-Heyne-Verlag GmbH & Co. KG, München, 3. Auflage, 1984.

–: »Immun-Training. So stärken Sie Ihre körpereigenen Abwehrkräfte.« F. A. Herbig Verlagsbuchhandlung GmbH, München, 12. Auflage, 1996

–: »Immun-Trainings-Diät.« F. A. Herbig Verlagsbuchhandlung GmbH, München, 2. Auflage, 1993

–: »Heilfasten – Der Weg zur neuen Jugend.« F. A. Herbig Verlagsbuchhandlung GmbH, München, 4. Auflage, 1995.

–: »Allergie-Stop. So findet Ihr Immunsystem die richtigen Antworten auf die Umwelt.« F. A. Herbig Verlagsbuchhandlung GmbH, München, 3. Auflage, 1995.

–: »Enzyme. Die beste Waffe des Körpers.« F. A. Herbig Verlagsbuchhandlung GmbH, München, 10. Auflage, 1996.

–: »Herz-Fit. Wie Sie mit einem gesunden Kreislauf ein Leben lang jung bleiben.« F. A. Herbig Verlagsbuchhandlung GmbH, München, 5. Auflage, 1995.

–: »Gesundheit erleben.« F. A. Herbig Verlagsbuchhandlung GmbH, München, 1994.

Jäger, L.: »Klinische Immunologie und Allergologie.« Gustav-Fischer-Verlag GmbH & Co. KG, Stuttgart, 1979.

Neumeyer, G.: »Thymusfaktoren und Thymuspräparate.« Gustav-Fischer-Verlag GmbH & Co. KG, Stuttgart, 1978.

–: »Thymustherapie und Abwehr.« In: »Ärztezeitschrift für Naturheilverfahren«, 25, 1984.

Niestroj, I.: »Natürliche Medizin speziell für Frauen.« F. A. Herbig Verlagsbuchhandlung GmbH, München, 1994.

Niestroj, I./Pflugbeil, K. J.: »Immun durch positives Denken. Ein Ratgeber für Kopf und Körper.« F. A. Herbig Verlagsbuchhandlung GmbH, München, 1998.

–: »Vital Plus. Was Sie mit Vitaminen, Mineralien, Spurenelementen, Fett- und Aminosäuren für Ihre Gesundheit tun können.« F. A. Herbig Verlagsbuchhandlung GmbH, München, 9. Auflage, 1997.

–: »Die Vital-Plus-Diät. So geben Sie Ihrem Leben mehr Vitalität.« F. A. Herbig Verlagsbuchhandlung GmbH, München, 1994.

–: »Das Innere Dreieck. Leber, Galle, Bauchspeicheldrüse.« F. A. Herbig Verlagsbuchhandlung GmbH, München, 1997.

–: »Aufrecht durchs Leben. Therapie und Training für die Wirbelsäule, Gelenke und Knochen.« F. A. Herbig Verlagsbuchhandlung GmbH, München, 1998.

–: »Gesundheit aus dem Bauch.« F. A. Herbig Verlagsbuchhandlung GmbH, München, 1998.

–: »Schutzorgan Haut.« F. A. Herbig Verlagsbuchhandlung GmbH, München, 1993.

Nolte, D.: »Asthma.« Urban und Schwarzenberg GmbH, München–Wien, 1984.

Pelikan, Z.: »Allergische Rhinitis durch Nahrungsmittel.« In: »Archives of Otolaryngology, Head and Neck Surgery«, 114, 1988.

Pflugbeil, K. J: »Die Bio-Uhr. Bio-Topping: Immer obenauf mit den Rythmen der Natur.« F. A. Herbig Verlagsbuchhandlung GmbH, München, 1998.

Rapp, D./Frankland, A. W.: »Allergie – Fragen und Antworten.« Georg-Thieme-Verlag, Stuttgart–New York, 1988.

Scadding, G. K./Ayesh, R.: »Poor sulphoxidation ability in patients with food sensitivity.« In: »Brit. med. J.«, 297, 1988.

Schulz, K. H.: »Allergische und pseudoallergische Reaktionen auf Arzneimittel.« In: »Internist«, 27, 1988.

Weise, H. J./Pflugbeil, K.: »Immunregulation mit einem wäßrigen Thymusextrakt bei Polyallergie und Infektanfälligkeit der Luftwege.« In: »Erfahrungsheilkunde«, 2, 1988.

Stichwortregister